Katarina Michel: Krankheitsaufstellungen

Katarina Michel

Krankheits Aufstellungen

Wie Familienaufstellungen Krankheiten und ihre Ursachen sichtbar machen

Aquamarin Verlag

Deutsche Originalausgabe
1. Auflage 2019

Voglherd 1 • D-85567 Grafing

Umschlaggestaltung: Annette Wagner

Druck: CPI • Birkach

ISBN 978-3-89427-851-9

Inhalt

Einleitung

Wir leben in einer Zeit des Umbruchs: Werte, Bindungen, Traditionen, Familienstrukturen und gesellschaftliche Überlieferungen durchlaufen teilweise radikale Veränderungen. Vieles davon wird als positiv empfunden, weil es aus der eigenen freien Entscheidung heraus gestaltet wird – wobei angesichts der Manipulationen der sogenannten „Social Media" der Freiheitsbegriff durchaus kritisch hinterfragt werden kann.

Manche Veränderungen dagegen lösen Verunsicherung, Furcht oder auch Aggression aus. Vieles, was über Jahrhunderte als sicher galt, löst sich binnen Monaten auf: Staaten, Gemeinschaften, Verbände und – Familien! Diese Umbrüche werden zumeist als negativ empfunden, weil sie verlustreich und oft schmerzhaft sind. Vor allem verunsichern sie, weil der Einzelne wieder auf sich selbst zurückgeworfen wird und die alten Fragen „Wer bin ich?“ und „Wohin gehe ich?“ gänzlich neu und ohne Vorlage beantworten muss.

Es ist eine seltsame Revolution der Werte, die sich immer schneller vollzieht. Vor einem oder zwei Jahrhunderten stand die existenzielle Frage „Wie kann ich überleben?“ im Mittelpunkt allen Strebens. Mit größerer materieller Sicherheit kehrte größere innere Zufriedenheit ein. Heute erleben wir teilweise genau die umgekehrte Situation: Je ausgeprägter der materielle Überfluss, desto heftiger die innere Sinnkrise. Es gilt der alte Kalauer: Geld allein macht nicht glücklich, obwohl sich das Unglück leichter ertragen lässt!

Es gab im Jahr 2019 eine große, weltweit angelegte Studie zum GLÜCK. Dabei stellte sich heraus, dass ein Einkommen, das in etwa dem europäischen Mittelstand entsprach, als ideal für einen zu beschreibenden Glückszustand galt, wenn das soziale Umfeld stimmte und die Befragten nicht unter schweren Krankheiten litten. Interessanterweise geht diese Ausrichtung mit den Zielen weiter Kreise der heute 18- bis 30-jährigen einher, für die materielle Werte auf der persönlichen Skala relativ weit unten stehen. Für den größten Teil der ins Berufsleben eintretenden jungen Menschen zählen vor allem Gesundheit und ein harmonisches Beziehungsleben zu den erstrebenswertesten Gütern.

Kein Werbeträger würde heute noch mit „schneller, besser, teurer“ werben. Die Zeit von „mein Haus, mein Boot, mein Bankkonto“ gehört längst der Vergangenheit an. Stattdessen zeigt sich eine starke und offensichtlich nachhaltige Tendenz zu einem „Weg nach innen“. Yoga und Meditation sind dabei klassische Stichworte, aber auch die Sehnsucht nach geordneten Familienverhältnissen, wobei „geordnet“ in diesem Zusammenhang als „Rückkehr in eine kosmische Ordnung“ verstanden wird. Es scheint den Glauben an eine ORDNUNG zu geben, die aus einer höheren Gesetzmäßigkeit heraus besteht. Diese Ordnung gilt es wieder anzustreben – innerlich wie äußerlich.

Bert Hellinger hat in seinen „Familienaufstellungen“ immer wieder auf diese natürliche Ordnung hingewiesen, die es zu beachten gilt und die nicht durch ein „zu dem oder der habe ich den Kontakt abgebrochen“ überwunden werden kann. Ordnung kann nicht verdrängt, sie kann nur wiederhergestellt werden.

Ein Weg, um innere und äußere Unordnung zu beseitigen, ist das systemische Verfahren. Es hilft dem Einzelnen, aus einer inneren Perspektive heraus die äußere Unordnung zu erkennen und aufzulösen. In dem Augenblick, in dem negative äußere Strukturen oder Verhältnisse durchschaut werden, lassen sich Schritte einschlagen, um sie zu überwinden.

Das Wunderbare am vorherrschenden Zeitgeist ist, dass die Macht alter Überlieferungen heute leichter zu brechen ist. Wer vor fünfzig Jahren aus einer Kirche austreten wollte, hatte einen Prozess voller Widerstände vor sich. Eine Frau, die sich vor fünfzig Jahren scheiden lassen wollte, musste noch ein wahres Spießrutenlaufen durchleben. Wer heute ein Familienerbe ausschlägt und nicht den seit 300 Jahren im Familienbesitz befindlichen Betrieb übernehmen will, der wird Wege finden, um sich aus den Zwängen der „Familientradition" zu befreien. Freiheit ist heute ein hohes Gut und in den westlichen Gesellschaften mit Mut und Intelligenz durchsetzbar – gegen alle möglicherweise vorhandenen Widerstände.

Trotzdem lässt sich natürlich nicht leugnen, dass die alten Machtfelder von Kirchen, Verbänden und Familienstrukturen noch nicht völlig aufgelöst sind: Das Imperium schlägt zurück! Oder versucht es zumindest. In diesen Fällen können die äußeren Widerstände zu inneren Konflikten führen – und damit zu Krankheiten. Das Individuum kann sich von äußeren Zwängen und Beeinflussungen befreien – wenn es sich seiner selbst bewusst ist! Um frei und bewusst zu leben, gilt es, zu agieren und nicht zu reagieren. Niemand ist Opfer seiner Umstände – es sei denn, der oder die Betroffene lässt es zu!

Die nachfolgenden Ausführungen und Hinweise sollen ausschließlich dazu dienen, Einflüsse zu erkennen, verdeckte Strukturen und ihre Wirkungsweisen zu entschlüsseln und die innere ORDNUNG wiederherzustellen. Jene ORDNUNG, die allein wahre Freiheit und nachhaltige Gesundheit ermöglicht. Krankheitsaufstellungen im Umfeld von Familienaufstellungen haben sich dafür als ein probates Mittel erwiesen.

Wenn man die Entwicklung im westlichen Gesundheitswesen sorgfältig studiert, dann stellt man fest, dass sich ständig neue Krankheitsbilder zeigen, auf welche die moderne Schulmedizin nicht erfolgreich zu reagieren vermag. Woran mag das liegen? Jahrzehntelang wurde der Mensch als Maschine betrachtet und entsprechend therapiert. Für eine gewisse Zeit und in einem gewissen Rahmen war diese materiell-biologisch-pharmazeutische Vorgehensweise erfolgreich; heute ist sie es in einem erheblichen Ausmaß nicht mehr. Die Schulmedizin steht vor der globalen Herausforderung, eine seelisch-geistige Dimension nicht nur anzuerkennen, sondern auch in den therapeutischen Prozess einzubinden. Noch stehen die alteingesessenen Universitätsprofessoren und Klinikdirektoren diesem Veränderungsprozess im Wege; aber sein Siegeszug ist nicht aufhaltbar. Junge, aufgeschlossene Mediziner kommen mit einem neuen Welt- und Menschenbild an ihre Arbeitsplätze und werden ihr Berufsbild schon bald tiefgreifend verändern. Wo sich der medizinische Betrieb dem Neuen Denken verweigert, wird er durch Nichtteilnahme der Patienten überwunden.

Auch der Weg über die Krankheitsaufstellungen ist ein Schritt hin zu einer neuen, einer Energiemedizin. Es ist erfreulich, dass schon klassische Medizinbuch-Verlage Lehrbücher mit diesem Begriff im Titel auf den Markt bringen. Der Mensch wird nicht länger von Mechanikern behandelt, die eine neue Öleinspritzung vornehmen oder ein Ersatzteil auswechseln, sondern von sensiblen, empathischen Heilkünstlern, die ein Verständnis für seine energetisch-seelischen Prozesse haben.

Erfreulicherweise sind es, wie ich in meiner Praxis erleben kann, vor allem Frauen, die sich diesen Veränderungen stellen und sie aktiv begleiten möchten: „Der Mutigen gehört die Welt!" Alte Probleme lassen sich nicht auf alten Wegen lösen. Es geht darum, sich mit neuen, unkonventionellen Verfahren von altem Seelenballast zu befreien, um dann frei, ungebunden, achtsam und wach seinen „pfadlosen Weg" zu betreten!

Leid leitet! Es ist kein unerforschbarer göttlicher Ratschluss, der uns, vielleicht auch noch unverdient, etwas aufbürdet. Krankheiten sind eine Herausforderung, die uns helfen soll, einen entscheidenden Schritt hin zu UNS SELBST zu machen. Seien Sie mutig! Seien Sie: SIE SELBST!

1

Die Ursprünge der Familienaufstellungen

Das „Familienaufstellen", als radikaler Neuansatz in der Psychologie, ist vor allem mit zwei Namen verbunden: Virginia Satir (1916-1988) und Bert Hellinger (geb. 16.12.1925).

Satir war insofern eine Pionierin, als sie die Prägungen von Familienbindungen auf den Einzelnen detailliert untersuchte und deutlich machte, wie weitreichend Familienbande für den weiteren Lebensweg des Einzelnen sind. Hellinger entwickelte ihre Forschungsergebnisse weiter und setzte im Verlaufe etlicher Jahrzehnte Erfahrung mit dem „Familienstellen" immer häufiger auch spirituelle Impulse. So verknüpfte er etwa in der Frage nach dem tieferen Ursprung von Krankheiten den Ordnungsgedanken mit der Heilung. Dies ist der Grundansatz für den in unseren Heilungsbüchern vertretenen

Gedanken: „Heilung ist die Wiederherstellung der kosmischen Ordnung." Wer einen solchen metaphysischen Impuls in das Heilungsgeschehen einbringt, darf sich nicht wundern, wenn ihm seitens der Schulmedizin und ihrer Verbündeten abgrundtiefe Ablehnung entgegengeschleudert wird. Hellinger war mit diesem Ansatz seiner Zeit weit voraus und darf deshalb, selbst wenn er das von sich selbst so vielleicht nicht behaupten würde, als einer der Väter der modernen Energiemedizin bezeichnet werden.

Es kann nicht verwundern, dass viele wertvolle Impulse im Umfeld des Familienstellens aus den USA gekommen sind, die, vor allem in den Sechzigerjahren des 20. Jahrhunderts, mit viel größerer Freiheit neue psychologische Verfahren austesteten. Das, was man damals noch „New Age" nannte, konnte sich auf eine Reihe hochkarätiger Vordenker stützen. Vielleicht bedurfte es auch der Ungebundenheit der kalifornischen Westküste, um frei vom Druck der Universitäten und einflussreichen Medizin- und Pharmakonzerne neue Ansätze im Bereich der menschlichen Seele auszuprobieren. Da zahlreiche dieser Pioniere einer neuen, spirituellen Psychologie auch von östlichen meditativen Wegen beeinflusst waren, kam erstmals ein wahrhaft „ganzheitlicher" Ansatz in die Deutung innerseelischer Phänomene. Forscher wie Capra, Dossey, Chopra, Ferguson oder Church leisteten Bahnbrechendes, um Heilung und Spiritualität zu verknüpfen. Larry Dosseys Buch „Heilende Worte“, in dem er erstmals die Wirkung von Gebeten im Heilungsprozess untersuchte, stand monatelang auf der Bestsellerliste der „New York Times“ und war, ähnlich wie Capras „Tao der Physik“, ein Meilenstein für alle späteren Bestrebungen, die letztlich in die „Energiemedizin“ einmündeten.

Diese revolutionären gesellschaftlichen Veränderungen darf man nicht aus dem Blick verlieren, wenn man mit den Augen von heute auf „Systemische Verfahren“ schaut. Was anfänglich die Verbundenheit des Einzelnen mit einem überschaubaren Familiensystem zum Ausdruck bringen sollte, wird heute als die große „Einheit des Lebens“ verstanden. Der holistische Ansatz, wie ihn etwa David Bohm in die Physik und Rupert Sheldrake in die Biologie eingebracht haben, spiegelt letztlich nur die Erfahrung der „Unio Mystica“ der alten Mystiker oder das „Du bist die Welt“ von Krishnamurti wider. Der Einzelne ist nicht getrennt vom Ganzen!

Hellingers „Familienstellen“ ist vielleicht deshalb weltweit so populär geworden, weil es zwei Aspekte unmittelbar vereint: Die spontane persönliche Betroffenheit und die unmittelbar nachprüfbare Wirksamkeit des Verfahrens. Wer einmal erlebt hat, welches unerwartete

Identifikationsmoment einerseits denjenigen erwartet, der stellvertretend aufgestellt wird, und andererseits als Aufstellender erfahren durfte, wie nahezu unmittelbar ein jahrzehntelang andauernder Familienkonflikt durch eine öffentlich ausgesprochene Bitte um Verzeihung gelöst wird, der weiß um die Zeit und Raum übergreifenden Auswirkungen dieser Familienaufstellungen.

Hellinger war 1952 Priester geworden und dürfte nicht zuletzt vom Gedanken der vergebenden Liebe in seiner Entscheidung zu diesem Schritt inspiriert worden sein. Das Liebesband zwischen Eltern und Kinder – die meisten Menschen sind sowohl Eltern als auch Kinder – bietet die Grundlage, um über ein liebevolles Vergeben alte Konflikte zu lösen und dadurch innere Ordnung (sprich Heilung!) wiederherzustellen.

Familienaufstellungen haben unendlich Wertvolles geleistet, um so verhängnisvolle Bande wie die zwischen Täter und Opfer, Gewalt und Scham, Liebe und Hass oder Verleugnung und Anerkennung oft nach Jahrzehnten endlich aufzulösen. Jede dieser schmerzhaften und unheilvollen Beziehungen war ja stets eine zwischen Menschen – zwischen Mitgliedern einer Familie! Eine unerlöste, weil nicht erlöste Missbrauchserfahrung kann *beide* Beteiligten über viele Jahre in ihrem geistigen Fortschritt behindern und zudem chronische Krankheiten auslösen. Nur wenn man diesen Hintergrund versteht, kann man auch den Ansatz des „Krankheitsaufstellens“ erfassen.

Heute lässt sich der Ansatz von Satir oder Hellinger in ein Menschenbild eingliedern, das den Einzelnen sowohl in seiner Verflochtenheit als auch in seiner seelisch-geistigen Freiheit sieht. Schicksalhafte Verbindungen stellen Herausforderungen dar, um durch ihre Überwindung zu einer neuen, nachhaltigen Freiheit zu gelangen. Und nur der freie Mensch wird in der Lage sein, wieder jenen Pfad zu betreten, der ihn zur Verwirklichung seines großen Lebensplanes führen wird.

2

Krankheitsaufstellungen und Morphogenetische Felder

Als der englische Biologe Rupert Sheldrake im Jahr 1981 sein Buch „Das schöpferische Universum. Die Theorie des morphogenetischen Feldes“ veröffentlichte, lösten seine Hypothesen einen wahrhaften Sturm in der wissenschaftlichen Welt aus. Das führende britische Wissenschaftsmagazin „Nature“ verstieg sich sogar dahingehend, Sheldrakes Buch als „den besten Kandidaten seit vielen Jahren für eine Bücherverbrennung“ zu verunglimpfen. Man mag sich den Zorn vorstellen, der, angesichts der Geschichte des 20. Jahrhunderts, zu solch einem unsäglichen Satz geführt hat. Sheldrake versetzt, wenn er Recht behalten sollte, der materialistischen Biologie den Todesstoß. Wenn eine nicht-materielle Ursache biologische Prozesse steuert, dann muss die gesamte Naturwissenschaft radikal umdenken. Deshalb anerkannten andere wissenschaftliche Zeitschriften, wie etwa der angesehene „New Scientist“, Sheldrakes kühne Behauptungen durchaus an: „Sicherlich liegt hiermit eine der wichtigsten wissenschaftlichen Untersuchungen über die Natur der biologischen und physikalischen Wirklichkeit vor.“ Seit nunmehr fast vierzig Jahren wird die Theorie der „Morphogenetischen Felder“ kontrovers diskutiert – und die Wahrscheinlichkeit hat von Jahr zu Jahr zugenommen, dass Sheldrake in die richtige Richtung zielt.

Jede Pflanze, jede Blume und möglicherweise sämtliche Lebensformen verfügen über ein morphogenetisches Feld, das entscheidend für ihren Aufbau und ihre Entwicklung ist. Dieser Einfluss erweist sich als weitaus bedeutender als die genetischen Faktoren der DNS. Es geht um das sogenannte „Gedächtnis der Natur“, das die treibende Kraft bei der Entstehung einer Lebensform ist. Dabei spricht Sheldrake nicht von einer simplen Erinnerung, sondern es handelt sich um eine essenzielle, grundlegende Prägung durch Information. Morphische Felder prägen nicht nur Pflanzen, sondern auch Atome, Moleküle, Zellen, Gewebe, Organe, Organismen, soziale Gemeinschaften und das gesamte Ökosystem.

Sheldrakes „Feldtheorie“ unterscheidet sich signifikant von den klassischen Feldern, wie dem elektro-magnetischen oder dem Gravitationsfeld. Letztere kann die Schulwissenschaft exakt bestimmen – und bewegt sich somit auf ihrem gesicherten Gelände. Morphogenetische Felder dagegen weisen auf eine für materielle Augen und Messgeräte unsichtbare Verbindung hin, eine Kommunikation zwischen verschiedenen Lebensebenen, die alle Entwicklungsprozesse entscheidend beeinflusst und steuert. Diese Kommunikation auf einer feinstofflichen Ebene greift auf kollektive Speicher zurück, in denen alles aufbewahrt wird, was im zurückliegenden Evolutionsprozess erarbeitet wurde. Das morphogenetische Feld speichert und informiert – wobei Sheldrake die Frage nach der „Kreativität" offenlässt. Also ob auch neue, schöpferische Impulse ein Feld inspirieren können, um damit das Gesamtgeschehen auf eine neue, bisher unerreichte Stufe zu führen.

Sheldrake greift in seinen Versuchen, die Wirkweisen von morphogenetischen Felder zu erklären, auf einen zentralen Begriff der Quantenmechanik zurück – die Nichtlokalität. Die Übermittlung von Information findet auf einer Zeit und Raum übergreifenden Ebene statt. Dieser Gedanke ist von zentraler Bedeutung, um überhaupt verstehen zu können, wie bei Familien- oder bei Krankheitsaufstellungen unmittelbare Wirkungen zwischen Menschen ausgelöst werden, die keinerlei direkten Kontakt miteinander haben.

In einem Gespräch mit der amerikanischen Professorin Renée Weber erklärt Sheldrake dieses Geschehen fol-

gendermaßen: „Der Grund für meine Behauptung, die Felder selber seien nicht energetisch, liegt in der theoretischen Annahme, diese Felder hätten nichtlokalen Charakter – würden nicht durch Zeit oder Raum schwächer – sie agierten jenseits von Raum und Zeit. Falls diese nichtlokalen Felder an einem Energietransfer beteiligt wären, gäbe es keine Möglichkeit, ihnen diese Eigenschaft zuzuschreiben.
Diese Felder sind immer mit energetischen Systemen verbunden – sie interagieren immer mit energetischen Systemen. Der Grund für die Behauptung, sie würden selbst keine Energie tragen, liegt zum einen Teil an der Art und Weise, auf die sie von Ort zu Ort übermittelt werden (nichtlokal), zum anderen daran, dass sich ihre Ursachenwirkung von der unterscheidet, mit der sich die Physik beschäftigt, welche sich immer energetisch erklären lassen. Die Frage nach der Form besitzt ein merkwürdiges Verhältnis zur Energie. Erstere kann niemals ohne Energie oder Aktivität bestehen, denn ohne etwas, das wirklich vorhanden ist oder Aktivität oder Energie besitzt, kann eine Form nicht physisch existieren."[1]

Sheldrake hat entscheidende Informationen für seine Theorien aus der Physik gewonnen, hat aber seinerseits wiederum zahlreiche große Vordenker der

1 Renée Weber, Alles Leben ist eins, Amerang 2012, S. 116

Quantenphysik inspiriert, etwa David Bohm, mit dem er freundschaftlich verbunden war, oder den bedeutenden Heisenberg-Schüler Hans-Peter Dürr. Dürr vertritt in seinem Buch „Geist, Kosmos und Physik" den exakt gleichen Ansatz wie Sheldrake: „Wir haben eine Umkehrung. Das Primäre ist Beziehung, der Stoff das Sekundäre. Materie ist ein Phänomen, das erst bei einer gewissen vergröberten Betrachtung erscheint. Stoff ist geronnene Form.[2] Vielleicht können wir auch sagen: Am Grunde bleibt nur etwas, was mehr dem Geistigen ähnelt – ganzheitlich, offen, lebendig, Potenzialität. Materie ist die Schlacke dieses Geistigen – zerlegbar, abgeschlossen, determiniert, Realität. In der Potenzialität gibt es keine ein-eindeutigen Ursache-Wirkung-Beziehungen. Die Zukunft ist im Wesentlichen offen."[3]

Der Schlusssatz Dürrs ist von entscheidender Bedeutung im Zusammenhang mit Krankheitsaufstellungen. Wenn die Zukunft tatsächlich im Wesentlichen offen ist, dann kann eine reale, tiefgreifende und nachhaltige Veränderung spontan eintreten. Hier liegt die Erklärung für das medizinische Phänomen der Spontanheilung. Wenn die Ursache einer Krankheit, etwa ein seelischer Konflikt, unmittelbar beseitigt wird – wie es in einer Krankheitsaufstellung geschehen kann – tritt ebenso

2 Bei David Bohm lautet der gleiche Gedanke: „Materie ist gefrorener Geist."

3 Hans-Peter Dürr, Geist, Kosmos und Physik, Amerang 2010, S. 33

unmittelbar wieder Ordnung, und damit Gesundheit ein.

In einer seiner späteren Veröffentlichungen, „Der siebte Sinn der Tiere", schildert Sheldrake detailliert, wie morphische Felder das Sozialverhalten der Individuen in einer Gruppe prägen. Nach seiner Überzeugung stehen auch die morphogenetischen Felder in Resonanz: Wenn an einem Ort schon die Form (oder die Verhaltensweise) existiert, kann sie auch an einem anderen Ort existieren. Wenn eine neue Form entsteht (vielleicht durch Kreativität?), entwickelt sich diese weiter (vielleicht ebenfalls durch Kreativität?). Die Wiederholung einer neuen Qualität (Form, Begabung, Eigenschaft) trägt dazu bei, dass sie sich innerhalb eines Gemeinschaftsgefüges schneller ausbreitet. Sheldrake selbst sagt: „Aus dieser Sicht ist die Natur prinzipiell gewohnheitsmäßig. Selbst die sogenannten „Naturgesetze" sind vielleicht eher so etwas wie Gewohnheiten." Er ist überzeugt, dass in vielen Natur-Systemen eher eine Gewohnheit aus dem Gedächtnis der Natur zu beobachten ist als eine Veränderung. Nachahmung ist vielleicht die bequemere Form der Evolution; aber echte Fortschritte vollziehen sich durch einen schöpferischen (kreativen) Akt; denn die Zukunft ist ja bekanntlich offen!

Ein Individuum ist also keinesfalls deterministisch durch sein Erbgut bestimmt, sondern wird in erheblichem Maß auch durch morphogenetische Felder geprägt, die selbst wiederum ebenfalls entwicklungsfähig sind. Im Gegensatz zur materialistischen Biologie und Physik ist dieser Ansatz, wie er etwa von Sheldrake, Bohm oder Dürr vertreten wird, auf faszinierende Weise an der Idee der Freiheit orientiert.

Freiheit erfordert jedoch willentliche Aktivität. Veränderung wird nur durch eine bewusste Kraftanstrengung herbeigeführt. Wer ständig alte Verhaltensmuster wiederholt oder überlieferte Vorgaben zu seiner Lebensgrundlage macht – wird auch von diesen geprägt. Morphogenetische Felder können eine statische und eine dynamische Qualität entwickeln.

Sheldrake leitet den philosophischen Hintergrund seiner Theorie jeweils zu Teilen aus der platonischen Ideenlehre und aus der aristotelischen Vorstellung von einer formbildenden Ursache her. Allerdings bleibt er nicht bei den antiken Vorlagen stehen, sondern bringt eine evolutionistische Komponente in die Diskussion ein. „Ich schlage eine evolutionäre Sicht der Dinge vor, in der diese Archetypen, die morphogenetischen Felder, die die Formen erzeugen und ausbilden, nicht als unveränderbar angesehen werden. Sie werden durch die Ereignisse in der Zeit beeinflusst, und vergangene Formen besitzen eine zusätzliche

Wirkung auf sie. Das ist der Hauptunterschied zu den Theorien von Platon und Aristoteles."[4]

Auf den Prozess der Krankheitsaufstellungen bezogen, bedeutet dies: Jeder Mensch ist sowohl ein Produkt seiner Vergangenheit und seiner familiären und gesellschaftlichen Prägungen als auch ein freier Gestalter seiner Zukunft. Der Schlüsselbegriff für die Ausgestaltung sämtlicher Prozesse lautet BEWUSSTSEIN!

Morphogenetische Felder im Alltag

Wollte man die Idee des morphogenetischen Feldes in wenigen Worten zusammenfassen, könnte man sagen: Was wir tun, denken und fühlen – beeinflusst ein FELD. Dieses wiederum wirkt dann auf uns zurück und beeinflusst unser Dasein möglicherweise stärker als unsere genetische Struktur. Bis hierhin wäre das eine korrekte Darstellung von Sheldrakes Ansatz. Man kann aber auch noch einen Schritt weiter gehen und den FELDERN insgesamt ein Bewusstsein zusprechen, das sogar ein aktives Eingreifen ermöglicht; zumindest aber eine Auswirkung, die konstruktiv und sogar heilend sein kann.[5] Wenn man diesem Gedanken folgt, dann

4 Weber, a.a.O., S. 119
5 Vgl. hierzu: Peter & Katarina Michel, Das universelle Heilungsfeld, Grafing 2016

bestimmen zwar genetische und epigenetische Faktoren unser Leben, doch sie werden gleichsam ‚umfangen' von einer höheren, impliziten Ordnung (David Bohm); von morphischer Resonanz (Rupert Sheldrake) und von einer freien, echten Kreativität (Hans-Peter Dürr). Im Spiel dieser Kräfte vollzieht sich menschliches Dasein.

Wenn man das soziale Umfeld eines Menschen betrachtet, dann wird man zweifelsfrei dessen Einfluss etwa auf einen Heranwachsenden erkennen und beschreiben können. Gleichzeitig kann kaum bestritten werden, dass bereits Kleinkinder klare Persönlichkeitsstrukturen und schon früh bestimmte Begabungen und Talente erkennen lassen. Hier zeigt sich die ganz große Schwäche einer materialistischen Anthropologie, die beispielsweise das Genie nicht überzeugend zu erklären vermag. Gleiches gilt natürlich für die unzureichenden Begriffe wie Glück, Pech oder Zufall. Seit Jahrtausenden haben die tiefsten Seher und Denker der Menschheit daher eine verborgene Weltordnung ausgemacht, die nicht nur im Hinduismus oder Buddhismus, sonst längst auch in christlich geprägten Gesellschaften als KARMA bezeichnet wird.[6]

---

6 Vgl. hierzu: Peter & Katarina Michel, 12 Gesetze der Heilung, Grafing 2017

Wir müssen, um das Schicksal und die Lebensumstände eines Menschen wahrhaft erkennen zu können, auf ein mehrdimensionales Modell zurückgreifen. Nur wenn man den gegenwärtigen Menschen als die aktuelle Ausprägung eines langen evolutiven Prozesses versteht, besitzt man den Schlüssel, um seine Wesenheit umfassend begreifen zu können. Was nicht bedeutet, dass man ihn auch umfassend begreifen *kann*. Letztlich stellt jede Individualität, im Sinne Bubers gedacht, eine einzigartige Offenbarung einer göttlichen Idee dar und wird auch nur von jenem absoluten DU her verstanden, von der sie herrührt.

Im Umgang mit Krankheit bedeutet dies ganz konkret, ständig mehrere Dimensionen im Behandlungsprozess im Auge zu behalten. Unser Alltagsleben ist stets von vielfältigen Faktoren bestimmt, von denen die Beeinflussung durch morphogenetische Felder eine, wenngleich wichtige ist. Wenn sich auf diesen Feldern Impulse nichtlokal übertragen, dann wird verständlich, warum ein liebevoller, segensreicher Gedanke sich auf den Empfänger positiv auswirkt, ein wütender, hasserfüllter dagegen negativ. Ein gestörtes Familienfeld muss sich daher zwangsläufig zu einer Störung in der Gesamtbefindlichkeit aller Beteiligten auswirken, was im Gegenzug bedeutet, dass eine heilende Handlung – etwa durch eine Krankheitsaufstellung – eine spontane Heilung der gesamten Familienstruktur auslösen kann. Dieser Gedanke – in seiner zweiseitigen Prägung – muss immer berücksichtigt werden, wenn man sich mit Familienaufstellungen befasst.

Bert Hellinger oder Rupert Sheldrake waren natürlich nicht die Einzigen, die sich auf diese Weise der Vorstellung von einem FELD genähert haben. Auch die Archetypen-Lehre von C.G. Jung zielt in diese Richtung; und eine Idee wie die vom „Kollektiven Unbewussten“ ist letztlich nur eine spezielle Ausprägung des Feld-Gedankens. Ihnen allen gemeinsam ist die Überzeugung, dass im menschlichen Alltagsleben vielfältige Faktoren eine Rolle spielen und ein simpler Hinweis auf Vererbung oder Umfeld nicht ausreichend sein kann, um die Komplexität eines Erdenlebens umfassend zu beschreiben.

Im Volksmund kommt der Feld-Gedanke in Ausdrücken wie „typisch Mann“ oder „typisch Frau“ zur Sprache. Dabei spielen hier nur selten alte Vorurteile eine Rolle, sondern vielmehr die unbewusste Einsicht in morphogenetische Felder, die bestimmte archetypische Strukturen prägen. Entscheidend ist nur, dabei stets im Auge zu behalten, dass der Mensch diese Strukturen nicht gleichsam fatalistisch zu ertragen hat, sondern in der Lage ist, sie in jedem Moment selber mitzuprägen. Deshalb noch einmal der entscheidende Satz: „Die Zukunft ist im Wesentlichen offen!“

Sheldrake liefert zahllose Beispiele aus dem Tierreich, wie etwa Vögel lernen, englische Milchtüten zu leeren und dieses Wissen von Generation zu Generation weitergereicht wird – bis die Milchtüten verschwinden. Morphogenetische Felder wirken in fast allen Situationen des Alltags. Die parapsychologische Forschung, die sich mit dem Phänomen der Aura beschäftigt, liefert so viele Indizien für ein den Menschen umgebendes Energiefeld, dass es schon großer Ignoranz bedarf, um alle diese Forschungsergebnisse als „esoterischen Blödsinn" abzutun. Auch im Bereich der Geistigen Heilung kommt dem Feld-Gedanken erhebliche Bedeutung zu.[7]

Ein Feld ist erst einmal nur ein energetischer Träger, der nicht per se mit positiven oder negativen Prägungen befrachtet ist. Erst unser menschliches Verhalten, unsere Betrachtung und Wahrnehmung, verleiht ihm seine jeweilige Imprägnierung. Dies ist ein Gedanke, der längst von der Avantgarde der großen Physiker geteilt wird: „Das Bewusstsein erschafft Realität."[8]

Für die Krankheitsaufstellungen ist natürlich das Familien-Feld von entscheidender Bedeutung. Die Familie, die ursprüngliche und die neu gegründete oder zu

7 Vgl. hierzu die Bücher von Manuela Oetinger und Renée Bonanomi

8 Bernard Haisch, Die verborgene Intelligenz des Universums, Amerang 2015, S. 71

gründende, stellt ein besonderes, meist sehr komplexes morphogenetisches Feld dar. Im Gedächtnis trägt sie die Prägung durch die Ahnenkette, die ihr jeweils ihre spezifischen Impulse mitgegeben hat. Bert Hellinger hält diese Familienstrukturen, in einer von ihm sehr orthodox interpretierten Hierarchie, für ein überaus einflussreiches Konstrukt. Jedes Familien-Feld hat sich über Jahrhunderte in seiner ganz einzigartigen Form entwickelt. Die Literatur hat diesem Phänomen in fast allen Kulturen unvergängliche Denkmäler in den berühmten „Familien-Sagas" gesetzt. Werden diese dann auch noch verfilmt, dann fällt in jeder zweiten Folge der berühmte Satz: „Darüber spricht man in unserer Familie nicht!" Das ist die *Verdrängungs-Formel.* Der andere entscheidende Satz lautet: „Das war in unserer Familie immer so; und so bleibt es auch weiterhin!" Das ist die *Beharrungs-Formel.* Beide Sätze kommen in zahllosen Familien vor und sind überaus wirkmächtig. Sie bezeugen den Unwillen, sich mit der – meist belasteten – Vergangenheit auseinanderzusetzen, wie etwa im Deutschland der Nachkriegszeit nach der Nazi-Diktatur; oder sie belegen die Weigerung, eine uralte Familientradition zu überwinden, die sich nicht dadurch schon als gut erweist, weil sie alt ist. Der bewusste Umgang mit diesen beiden Formeln spielt bei Familien- wie auch bei Krankheitsaufstellungen eine entscheidende Rolle.

Beziehungen, Partnerschaften oder Freundschaften sind auf die eine oder andere Weise alle von morphogenetischen Feldern mitgeprägt. Jede Familie übernimmt ein Feld, prägt es neu und entwickelt es so weiter – in welche Richtung auch immer. Jedes Individuum, das neu in dieses überlieferte Familien-Feld eintritt, wird von ihm beeinflusst und beeinflusst es auch selbst. Da nur wenige Menschen die Zusammenhänge verstehen, vollziehen sich diese Prägung zumeist unbewusst – was sie noch wirksamer werden lässt.

Wenn Sie sich also morgen verlieben, treffen sie unmittelbar durch Ihren Partner oder Ihre Partnerin auf ein wirkmächtiges morphogenetisches Feld. Nicht ohne Grund gilt es als besonderer Moment, wenn er oder sie den neuen Liebespartner „seiner Familie vorstellt". Aus tieferer Perspektive betrachtet, bedeutet dieser Moment die Aufnahme beziehungsweise den Eintritt in das Familien-Feld des Partners/der Partnerin. Selbst wenn man sich bemühen sollte, den Einfluss der Familien-Felder zu ignorieren oder willentlich zu leugnen – es wird nicht funktionieren. Die Prägungen sind außerordentlich stark und erfordern einen langjährigen bewussten Umgang damit. Aus spiritueller Sicht kann man sagen: „Familien sind die unmittelbare, unausweichliche Auseinandersetzung mit dem eigenen Karma!" In meiner Praxis sehe ich immer wieder die Notwendigkeit, meine Klienten auf ihre Eigenverantwortung hinzuweisen.

Der Missbrauch durch den Onkel ist in keiner Weise zu entschuldigen – aber er erfolgte nicht aus Zufall. Renée Bonanomi hat in ihrer langjährigen Arbeit als Heilerin immer wieder darauf hingewiesen, dass sich Täter und Opfer im selben Rad drehen. Nur aus der Liebe heraus kann der unsägliche Kreislauf durchbrochen werden. Andernfalls begegnen sich Täter und Opfer immer wieder in wechselnden Rollen.

Es klingt so unbeschwert, wenn es heißt: „Du heiratest doch den Markus und nicht seine Mutter!“ Leider ist dieser Satz nur bedingt wahr; denn der Markus lässt sich nicht vollständig ohne seine Mutter denken. Es sei denn, dieser „Markus“ zählt bereits zu den vollständig erwachten Seelen. In meiner Praxis bin ich einer solchen Person jedoch noch nicht begegnet!

Es zeigt sich daher bei Krankheitsaufstellungen immer wieder, wie zäh familiäre Bindungen sind und wie nachhaltig sie die Person auch in ihrer neuen Beziehung noch beeinflussen. Tauchen in Krankheitsaufstellungen Ehekrisen auf, finden sich immer wieder Wurzeln dafür in der Ursprungsfamilie. Dabei sind natürlich auch die Väter und Mütter geprägt von den alten morphogenetischen Feldern ihrer Vorfahren. Hier hilft nur liebevolle Bewusstwerdung und niemals irgendeine Form von Schuldzuweisung! Die Vorwürfe „ohne meine Mutter wäre ich nicht so“ oder auch „daran ist nur mein Vater schuld" sind in gar keiner Weise hilfreich. Sie verlagern das Problem nur von der eigentlichen Lösungsebene – der eigenen Innerlichkeit – zu einer projizierten Äußerlichkeit, wo die Lösung keinesfalls gefunden werden kann. Nur indem man sich die alten, unbewusst weiterwirkenden Muster deutlich vor Augen führt, lassen sie sich überwinden. Andernfalls wiederholt man ständig die gleichen Verhaltensweisen und wundert sich, warum einem bekannte Situationen immer wieder und immer in der gleichen Weise widerfahren.

Ich erlebe in meiner Praxis fast täglich, wie stark die Menschen unter ihren Familien-Feldern leiden. Häufig fühlen sie sich ihnen fast ohnmächtig ausgeliefert. Sie empfinden dann nicht selten Angst, Schuld und Scham. Sie versuchen, sich gegen diese Einflüsse zu wehren und kämpfen zumeist dagegen an; aber durch diesen Kampf werden die Felder eher verstärkt und nicht überwunden. Es geht darum, das alte morphogenetische Familien-Feld zu erkennen und sein „Skript" umzuschreiben. Bedenken Sie: „Sie verfügen über Freiheit und Kreativität!" In dieser Inkarnation können Sie Ihre Familie nicht austauschen. Sie können aber intelligent und bewusst mit ihren über Jahrhunderte geprägten Strukturen umgehen. Da liegt der Schlüssel zu Verwandlung und Heilung.

Vielleicht sind Ihnen Gedanken wie Morphogenetische Felder, Implizite Ordnung oder Nichtlokalität unvertraut, vor allem weil sie aus der Naturwissenschaft kommen und in deren Umfeld nicht immer leicht verständlich sind. Schlüsselt man sie aber auf, reduziert sie auf ihren Kern und wendet sie dann auf die alltägliche Lebenssituation an, können sie immens hilfreich sein. Die teilweise verblüffenden Erfolge, die sich bei Familien- oder Krankheitsaufstellungen zeigen, lassen sich ohne diese Einsichten, gerade aus der Quantenphysik, nicht erklären. Deswegen konnte niemand überrascht sein, als Sheldrake anlässlich einer Familienaufstellung mit Bert Hellinger, zu der er als Gast eingeladen war, begeistert ausrief: „Jetzt habe ich erstmals ein Morphogenetisches Feld in Aktion gesehen!“

3

Das Krankheitsfeld

„Krankheit ist einzig und allein korrektiv; sie ist weder rachsüchtig noch grausam, vielmehr ist sie ein Mittel, dessen sich unsere Seele bedient, um uns auf unsere Fehler hinzuweisen, um uns davor zu bewahren, größeren Irrtümern zu verfallen, um uns daran zu hindern, größeren Schaden anzurichten und um uns auf jenen Pfad der Wahrheit und des Lichtes zurückzuführen, den wir nie hätten verlassen sollen."

Diese Aussagen von Dr. Edward Bach, dem Begründer der nach ihm benannten „Bach-Blüten", hat schon vor rund hundert Jahren deutlich gemacht, was die moderne Medizin langsam ebenfalls zu erahnen beginnt: Die wahren Ursachen einer Krankheit liegen im seelisch-geistigen Bereich. Selbst die Unfallforschung hat inzwischen festgestellt, dass bestimmte Personengruppen signifikant häufiger in Unfälle verwickelt werden – und in den meisten Fällen waren innere Ursachen die unmittelbaren Unfallgründe.

Die psycho-somatische Heilkunde geht davon aus, dass nicht in erster Linie Bakterien, Viren oder eine ungesunde Lebensweise die Auslöser einer Krankheit sind. Wenn dies der Fall wäre, lieferte das riesige Arsenal aus den Laboren der großen Pharmakonzerne genügend Mittel, um den ‚Feind' zu besiegen. Inzwischen richtet sich verstärkt die Aufmerksamkeit auf das Innenleben der Patienten und auf mögliche Ursachen, die im Seelenleben der Erkrankten vorzufinden sind. Zudem hat man erkannt, dass körperlich fit zu sein nicht gleichbedeutend ist mit gesund zu sein. Wir stehen heute offensichtlich ganz kurz vor einem entscheidenden Paradigmenwechsel im medizinischen Betrieb der westlichen Länder.

Falls eine Krankheit tatsächlich eine verborgene Botschaft enthält – manchmal ist sie sogar offensichtlich – dann gilt es, die Aufmerksamkeit nach innen zu richten, um diese Botschaft auch empfangen zu können. Begriffe wie Psychoneuroimmunologie oder Salutogenese fallen heute immer häufiger und führen dazu, dass immer mehr Menschen sich zwei ganz entscheidende Fragen zu stellen beginnen:

1) Warum bin gerade ich erkrankt?

2) Warum ist es gerade diese Krankheit?

Selbst Menschen, die keinerlei tieferes Hintergrundwissen über die Gesetzmäßigkeiten von Gesundheit und Krankheit besitzen, stellen sich diese Frage, wenn auch zumeist nicht laut und in der Öffentlichkeit. Und natürlich fällt in jedem Einzelfall die Antwort anders aus.

Jede Krankheit erzählt eine eigene, höchst individuelle Geschichte. Wer sich mit dem tieferen Sinn dieser Erzählung befasst und nicht nur bei Google nachliest, was in irgendeinem Medizinportal dazu steht, der ist schon auf einem guten Weg. Er beginnt, aus einer Opferhaltung – „Warum ist mir das jetzt passiert ?" – herauszutreten und nach einer Sinnhaftigkeit zu suchen. Jegliche Art von „Ursachenforschung" zielt in die richtige Richtung. Wenn sie lange genug und mit großer Entschiedenheit durchgeführt wird, endet sie irgendwann in der eigenen Seele. Dann kann der wirkliche Heilungsprozess einsetzen. Meine Praxiserfahrung zeigt mir immer wieder, dass der Wendepunkt in einem Heilungsgeschehen der Augenblick ist, in dem das Gefühl der Ohnmacht, das Empfinden, einer Krankheit machtlos ausgeliefert zu sein, der Einsicht weicht, diese Krankheit durch innere Reflexion und eigenes Mitarbeiten überwinden zu können.

Krankheiten, die aus dem Umfeld einer ungesunden familiären Verknüpfung resultieren, können auch durch morphogenetische Felder mitgeprägt sein. Sie resultieren dann zu einem hohen Maß aus unreflektierten Gewohnheiten, deren schädliche Auswirkungen noch nicht reflektiert wurden. In vielen Fällen kommt dann auch noch Angst – bewusst oder unbewusst – hinzu.

Das Angst-Feld

Man sollte das globale Angst-Feld nicht unterschätzen. Eine nur intellektuelle Auseinandersetzung mit ihm wird es nicht auflösen und seine Wurzeln nicht durchtrennen. Nur wenn die Gedanken zum Schweigen gebracht werden, wird das Ego überlistet und die Stille des Geistes verwirklicht. In dieser Stille wird wahre Freiheit geboren. Eine Freiheit, die keinerlei Abhängigkeiten von weltlichen Einflüssen mehr kennt. Religiöser, dogmatischer Druck, gesellschaftliche oder familiäre Zwänge, der sinnlose Ehrgeiz, unbedingt erfolgreich zu sein, oder die Angst vor irgendwelchen Autoritäten – sie alle werden von dieser inneren Freiheit überwunden.

Diese radikale innere Freiheit ist auch ein entscheidender Baustein für jene Brücke, die zum Heilungsfeld führt. Solange noch irgendein anderer Mensch oder eine anonyme gesellschaftliche Kraft Einfluss auf den Suchenden ausübt, kann er nicht ungehindert voranschreiten. Eine Last hängt an seinen Füßen und hindert ihn am Ausschreiten.

Bedauerlicherweise werden diese Lasten manchmal nicht bemerkt, weil sie aus falsch verstandener Liebe geschnürt werden. Mütter und Väter, die ihre Kinder mit einem permanenten „Sorgenfeld“ umgeben, tragen viel dazu bei, dass sich diese „Sorgen“ eines Tages verwirklichen. Gleiches gilt auch in Partnerschaften: Die anscheinend *aus Liebe* geborenen Sorgen um das geliebte Du erweisen sich als wahre geistige Pflastersteine, die den Anderen am freien Gehen hindern. Wie kann ich einerseits der vollkommenen Liebe des Absoluten Geistes vertrauen und mir andererseits ständig Sorgen um meine geliebten Menschen machen. Beides geht nicht zusammen. Vollkommenes Vertrauen und ständige Ängstlichkeit schließen einander aus!

Sorgen und Ängste lösen mehr Krankheiten aus als alle anderen menschlichen Charakterzüge, den Hass vielleicht einmal ausgenommen. Sorgen und Ängste bilden ein Feld – das sowohl dem Aussender als auch dem Empfänger schadet!

Das Krankheitsfeld

Krankheit hängt entscheidend von Nicht-Wissen, von Unbewusstheit und von Verdrängung ab. Jede Art von äußerer Therapie muss in letzter Konsequenz fruchtlos bleiben, solange der Erkrankte seine Unwissenheit nicht beseitigt beziehungsweise sich das Thema angeschaut hat, welches die Krankheit in Wahrheit auslöst und immer wieder neu auslösen wird. Daher betonte die Schweizer Heilerin Renée Bonanomi: „Solange ein Mensch sein Bewusstsein nicht verändert, kann er nicht wirklich geheilt werden."[9] In diesem einen Satz liegt die Antwort auf die Frage „Warum diese Krankheit?" Auch die geglückten Krankheitsaufstellungen zeigen ganz deutlich: In letzter Konsequenz ist es ein Aufruf zur Transformation, zur inneren Umkehr.

Die wichtigste Aufgabe eines Begleiters bei einer Krankheitsaufstellung besteht deshalb darin, die Betroffenen aus der Mutlosigkeit, der Resignation und der Selbstaufgabe herauszuholen und ihnen den Glauben in die eigenen Selbstheilungskräfte zurückzubringen. Der Schock, der bei einer gravierenden Diagnose häufig entsteht, lähmt die Freisetzung der inneren Heilkraft. Diese ist jedoch von zentraler Bedeutung für das gesamte

9 Renée Bonanomi/Katarina Michel, Heilung geschieht im Jetzt, Grafing 2012, S. 152

Heilungsgeschehen. Im umgekehrten Fall sind schon Menschen an einer Fehldiagnose mit einer terminierten Lebenserwartung durch sich selbst erfüllende Prophezeiung gestorben. Hier spielen natürlich Ärzte und Therapeuten eine ganz entscheidende Rolle.[10]

Das Krankheitsfeld ist grundsätzlich mit sehr viel Trauer, Angst und allgemeiner Negativität besetzt. Viele Menschen haben Angst vor Krankheiten oder davor, durch eine Krankheit die Kontrolle über ihr eigenes Leben zu verlieren. Diese Ängste können ein Leben lang fortbestehen, selbst wenn der Betreffende nie ernsthaft erkrankte. Eine Langzeitstudie hat vor etlichen Jahren ergeben, dass etwa 70% aller gehegten Ängste nie in einem Eintreffen dessen gemündet hat, was befürchtet wurde. 70% aller menschlichen Ängste sind also vollständig unbegründet! Es gilt endlich, die „Angst vor der Angst“ abzulegen.

Bei Krankheitsaufstellungen zeigt sich immer wieder, wie stark das Familien-Feld auf die Angst vor einer Erkrankung einwirkt: „Meine Mutter ist elend an Darmkrebs gestorben. Hoffentlich bleibt mir das erspart!“ Diese Aussagen wiederholen sich immer wieder bei den Aufstellungen, wobei die Krankheit beliebig ersetzt wer-

10 Wir haben beispielsweise die entscheidende Bedeutung der Praxissituation bei einer schweren Erkrankung beschrieben. Vgl. K. & P. Michel: Praxisbuch der Energieheilung, Grafing 2018

den kann. Bei einem schwach ausgeprägten Selbstbewusstsein kann das Familien-Feld so stark einwirken, dass die individuelle Freiheit dahinter völlig verschwindet. Das Feld übernimmt!

Diese „feindliche Übernahme“ kann dann dazu führen, dass die Patienten sich selbst als reine Opfer fühlen. Sie wären eigentlich gesund, wenn die Familie nicht so wäre, wie sie ist...

Viele meiner Klienten kommen in meine Praxis als Endstation eines langen Weges. Sie haben sich sämtlicher medizinisch bekannter Untersuchungen ausgesetzt; sie haben alles eingenommen, was das reichhaltige Arsenal europäischer Apotheken hergibt – und sind immer noch krank. Seltsamerweise hat ihnen niemand auf diesem schrecklichen Weg gesagt, in ihrer Krankheit könnte vielleicht eine Botschaft verborgen sein und diese könnte lauten: „Ändere etwas in deinem Leben!“ Sie fühlen sich als Opfer und halten sich „für nicht gut genug“, um wieder gesund zu werden. Daher kann es oftmals mehrerer Sitzungen bedürfen, um überhaupt an die tief verborgene wahre Ursache ihrer Krankheit zu kommen.

Ich musste in vielen Fällen feststellen, dass die erkrankten Personen in ihrer Ursprungsfamilie über längere

Zeit von einem dominanten Familienmitglied unterdrückt wurden. Sie mussten perfekt ‚funktionieren', um irgendeine Form von Anerkennung zu erhalten. Sie konnten nie ihre eigentliche Persönlichkeit entfalten und mussten immer eine Maske aufsetzen, die andeuten sollte, dass alles in Ordnung war. Es war aber nichts in Ordnung – und irgendwann war dann der Ausbruch der Krankheit nicht mehr zu verhindern. Die Botschaft wollte gehört werden!

Im Gegensatz zu den „Opfer-Typen" stehen die sogenannten „Macher". Sie sind es gewohnt, ihr Leben – und ihr Umfeld – im Griff zu haben. Sie stellen hohe Ansprüche an sich und an ihre Mitmenschen. Alles ist machbar – bis die Krankheit kommt. In diesem Augenblick erwarten sie dann natürlich von ihren Ärzten und Therapeuten, dass auch sie „machen", nämlich sie schnell wieder gesund und funktionsfähig machen. Sie möchten umgehend wieder an ihren Arbeitsplatz zurück und ihr gewohntes Leben fortsetzen. Es käme ihnen nicht im Ansatz in den Sinn, etwa umzudenken und ihr Leben zu ändern. Diesen Menschen fehlt es zumeist an einer seltener werdenden Eigenschaft – Demut. Auch für sie enthält die Krankheit eine Wegweisung. Weigern sich diese „Macher", ihren Weg und ihr Verhalten zu ändern, kann ihre Krankheit chronisch werden und sie so lange begleiten, bis sie endlich innehalten und einen schonungslos ehrlichen Blick auf ihr eigenes Leben werfen.

In der Krankheit wird das Selbstbild eines Menschen aufgerufen. Man ist mit seinem innersten Wesenskern konfrontiert und mit der berühmten „Gretchen-Frage“: „Wie hältst Du‘s mit der Religion?“ Wer jetzt immer noch nicht ehrlich hinschaut, läuft Gefahr, sein Leben ungelebt zu Ende zu bringen.

Das Heilungsfeld

Das Krankheitsfeld und das Heilungsfeld sind gleichsam entgegengesetzte Pole. Die beiden Felder sind gewissermaßen die Schatten- und die Lichtseite. Das Heilungs- oder Gesundheitsfeld steht für die Harmonie der kosmischen Ordnung; das Krankheitsfeld für die Entfernung von dieser Ordnung. Die Angst stärkt immer das Krankheitsfeld. Viele Menschen, die im therapeutischen Bereich arbeiten, haben Erfahrungen mit dem Krankheitsfeld gemacht. Man muss nicht selber erkranken, um dieses Feld erfahren und erkennen zu können.

Manchmal genügt bereits ein empathischer Umgang, etwa mit einem Krankenhauspatienten, um das Krankheitsfeld deutlich zu spüren. Die Angst springt einen so massiv an, dass sensitive und sensible Menschen nicht selten grundsätzlich Probleme damit haben, ein Krankenhaus zu betreten. Die massive Einflussnahme des

Krankheitsfeldes ist für sie nicht zu ertragen. Auch hier gilt das alte hermetische Gesetz: „Gleiches zieht Gleiches an!"

Auch die mediale Überflutung – vom Rinderwahn zur Schweinepest – schürt das Angst- und Krankheitsfeld. Ich wage an dieser Stelle auch Zweifel anzumelden, ob diese Art der Berichterstattung wirklich zum Nutzen der Volksgesundheit erfolgt. Wenn man berücksichtigt, welche ungeheure Summen mit Impfstoffen verdient werden, dann könnte man versucht sein zu glauben, hinter einer derartigen medialen Überflutung mit Schreckensszenarien könnte ein ökonomisches Interesse stehen. Gleiches gilt auch für viele sogenannte „Präventions-Untersuchungen", deren Nutzen und Sinnhaftigkeit selbst unter Schulmedizinern höchst umstritten ist. Immer aber setzen sie auf die Angst der Menschen: „Schauen Sie lieber nach, ob da nicht doch etwas ist!"

Im Wissen um diese Angst weisen wir in unserem Buch über das „Heilungsfeld" mehrfach darauf hin, dass es eine einschneidende innere Umkehr erfordert, um vom Krankheitsfeld zum Heilungsfeld zu wechseln.[11] Wer sich nicht verändern möchte, sollte auch in seiner Be-

11 Vgl. a.a.O., S.7ff.

handlung besser die schulmedizinischen Wege nicht verlassen. Der Pfad zum Heilungsfeld erfordert einen erheblichen persönlichen Einsatz und ein weitgehendes Umdenken. Wer sich allerdings auf etwas so Neues wie eine Krankheitsaufstellung einlässt, dürfte in dieser Hinsicht bereits den „Pfad der Heilung" betreten haben.

4

Krankheitsaufstellung

Wie die Namensgebung bereits zum Ausdruck bringt, steht bei der Krankheits-Aufstellung nicht die Familie, sondern dezidiert die Krankheit im Vordergrund. Es mag auf den ersten Blick ungewöhnlich wirken, wenn man von einer „Beziehung" zu ETWAS spricht, das mit Schock, Trauma, Lebenskrise oder Missbrauch zu tun hat; aber genau darum geht es. Bis zum Tag der Krankheitsaufstellung hat die betroffene Person eher unbewusst unter den Symptomen der Erkrankung gelitten, ohne sie bewusst als „wirkende Wesenheit" zu betrachten. Eine Krankheit ist aber kein Fehler der Natur, kein unglückliches Schicksal oder ein böser Zufall – zur falschen Zeit am falschen Ort und einen Virus aufgeschnappt. Eine Krankheit ist das Ergebnis von dynamischen Prozessen, weil auch die erkrankte Person ein dynamisches, sich stets entwickelndes Wesen ist. Es geht nur darum, in der Tiefe zu verstehen, welche inneren und äußeren Prozesse die Krankheit ausgelöst haben – und diese dann wieder in den Einklang mit dem großen „Plan des Lebens“ zu bringen.

Wenn ein erkrankter Mensch über seine Krankheit spricht, dann klingt dabei oft ein Moment der Ohnmacht durch: „Ich kann nichts machen. Immer wieder treten diese Symptome auf. Mein Körper macht, was er will.“ Im Vordergrund steht praktisch ausschließlich die Symptomatik. Diese soll möglichst umgehend verschwinden. Um dieses „Verschwinden“ haben sich die Menschen, die zu einer Krankheitsaufstellung kommen, zumeist langjährig auf den üblichen Wegen bemüht. Vergeblich!

Vor allem bei chronischen oder sehr langwierigen Krankheitsbildern zeigt sich meist schnell eine Verbesserung, wenn die betroffene Person bereit ist, die Ebene zu wechseln. Eine Lösung liegt nicht auf der materiellen, körperlichen Ebene. Der Blick muss sich weg von der Symptom- auf die Ursachen-Ebene richten. Es geht in einer Krankheitsaufstellung immer um die Wiederherstellung der ORDNUNG, nicht um die Beseitigung von Symptomen. Es gibt unzählige Fälle, in denen die Menschen durch äußere Mittel von den Symptomen befreit wurden – ohne deshalb wirklich gesund zu sein!

Ich habe in all den Jahren, in denen ich Krankheitsaufstellungen durchführe, nicht einen Fall erlebt, wo dem Krankheitsbild nicht eine seelisch-geistige Ursache zugrunde gelegen hat. Wenn die Seele verletzt ist, hilft ihr kein Medikament, sondern nur die Heilung auf der seelischen Ebene. Diese Erkenntnis ist grundlegend, um sinnvoll an einer Krankheitsaufstellung teilnehmen zu können. Andernfalls würde man sich gegenüber den heilsamen Kräften aus einer höheren Dimension verschließen und den segensreichen Prozess selbst blockieren.

Es gibt kein festgeschriebenes Verfahren, um Krankheitsaufstellungen durchzuführen. Hierfür ist viel Intuition, Empathie und Kreativität erforderlich. Ich bevorzuge die Arbeit mit Visualisierungen. Es geht mir darum, den Patienten über ein klares inneres Bewusstsein die Wahrnehmung ihrer inneren Bilder zu ermöglichen. Das logische Denken hat seine Berechtigung in der Außenwelt, spielt jedoch bei einer Krankheitsaufstellung nur eine untergeordnete Rolle. Wichtig sind die subjektiven Bilder, die sich im Verlauf des Aufstellungsprozesses einstellen. Diese Bilder enthalten die entscheidenden Hinweise darauf, welche Ausgangssituation am Anfang des Krankheitsweges stand. Wird der Seele, in einem geschützten Raum, die Sicherheit gegeben, sich offen zu zeigen, wird sie bald den Zugang zu jener oft verschütteten traumatischen Situation öffnen, die den schmerzhaften Prozess ausgelöst hat, der letztlich in die physische Erkrankung führte. Alle Erinnerungen sind ja nach wie vor vorhanden – nur vom Alltagsverstand unterdrückt. Dieser hat ein „Körperbild" erstellt, das in der Regel weit von der Wirklichkeit abweicht. Diese tatsächliche Realität bricht sich nun während einer Krankheitsaufstellung erneut Bahn.

In seinem faszinierenden Buch „Wie das Gehirn heilt" beschreibt der amerikanische Psychiater und Psychoanalytiker Norman Doidge, wie sich ein Körperbild im Detail ausgestaltet: „Das Körperbild wird durch den Geist hergestellt und ist im Gehirn repräsentiert, um dann unbewusst auf den Körper projiziert zu werden. Neurowissenschaftler nennen es manchmal auch den „virtuellen Körper", um zu unterstreichen, dass das Bild im Gehirn und im Geist zu Hause und unabhängig vom physischen Körper ist. Dieses Körperbild wird durch den Input aus vielen Hirnkarten gebildet, die das Sehen ebenso umfassen wie Tastgefühl, Schmerz und Tiefenwahrnehmung (Wo befinden wir uns im Raum?). Die Quellen sind wirklich alle Karten, auf denen Information über unseren Körper zu finden sind, seien sie sensorisch oder emotional. Es ist daher die Gesamtsumme aller Inputs der verschiedenen Sinne an das Gehirn, umfasst aber auch die eigenen, emotional aufgeladenen Vorstellungen, die wir von unserem Körper haben.

Das Körperbild kann ganz und gar mit dem realen Körper übereinstimmen, das heißt, es kann eine ziemlich exakte Repräsentation von ihm darstellen. Wir können dann sogar vergessen, dass unser Körperbild ein mentales Phänomen ist, das sich vom realen Bild unterscheidet. Stimmt aber das Körperbild nicht mit dem realen Körper überein, kann man die Unterschiede leicht feststellen. Viele von uns spüren diese Diskrepanz, ohne sich ihrer bewusst zu werden, beispielsweise wenn der Zahnarzt eine Lokalanästhesie durchführt. Plötzlich fühlen sich Kiefer und Backen für uns viel größer an, als sie in Wirklichkeit sind. Die Diskrepanz wird deutlich, wenn eine Magersüchtige in den Spiegel schaut und darauf besteht, sie sei zu dick, während sie in Wirklichkeit nur noch aus Haut und Knochen besteht und kurz vor dem Verhungern ist. Sie hat das Körperbild einer fetten Person, während der reale Körper abgemagert ist.“[12]

Man kann, zum besseren Verständnis, das Wort „Körperbild“ auch durch das Wort „Selbstbild“ ersetzen. Es geht immer darum, wie man sich selbst durch seine eigenen mentalen Vorgaben bestimmt: „Das Bewusstsein bestimmt das gesellschaftliche Sein!“ Man kann es auch mit den Worten des alten vorsokratischen Weisen Parmenides sagen: „Dasselbe sind Denken und Sein.“

12 Norman Doidge, Wie das Gehirn heilt, Frankfurt 2015, S.49

Aus diesen Darlegungen wird deutlich, dass Krankheitsaufstellungen nichts mit einer medizinischen Behandlung gemeinsam haben. Es geht weder um Diagnose noch um Therapie, sondern ausschließlich um das „Hören auf die Seele".

Wie verläuft eine Krankheitsaufstellung?

Im Prinzip unterscheiden sich Krankheitsaufstellungen nicht von Familienaufstellungen. Sie können Sie in eine Familienaufstellung integrieren oder sie separat durchführen. Sie können mit realen Personen oder mit „Stellvertretern" arbeiten. Letzteres bietet sich vor allem aufgrund seiner besseren Praktikabilität an. Sie müssen nur Ihre eigene Zeit einplanen. Für eine Krankheitsaufstellung sollten Sie anderthalb Stunden berücksichtigen.

Wenn Sie keine Personen mitbringen möchten, dann können Sie die „Stellvertreter" durch Gegenstände aufstellen (ich ziehe gelegentlich Aura-Soma-Flaschen hinzu, weil sie allein schon aussagekräftig sind) oder Themen beziehungsweise Probleme auf Zettel schreiben und in einer bestimmten (Ihrer!) Ordnung platzieren. Durch zielführende Fragen und Visualisationen nähern wir uns dann dem Krankheitsbild an. Es spielen vor allem Ihr Einfühlungsvermögen und Ihre Vorstellungskraft eine besondere Rolle.

Ich überlasse meinen Klienten die Wahl der Methode. Nicht jeder Mensch ist für jede Methode geeignet. Die Arbeit mit „Papierzetteln“ hat den Vorteil, dass sie leicht verschiebbar sind – was unerwartete Auswirkungen zeitigen kann. Die Veränderung einer Person oder eines Themas im Bewusstsein der aufstellenden Person kann weitreichende Folgen haben. Indem die Aufstellenden vollkommene Kontrolle über die Personen oder Stellvertreter haben, errichten sie allmählich einen geschützten Raum, der gerade in der Arbeit mit Krankheit ausgesprochen heilsam ist!

Durch gezielte Fragen (systemisches Vorgehen) gewinnen die Betreffenden ein neuen, klareren Blick auf ihre aktuelle Lebenssituation. Das erleichtert den Umgang mit und die mögliche Auflösung von alten Traumata und Blockaden. Die allmählich transzendenter werdenden eigenen Beziehungsgeflechte lassen sich so nachhaltig klären und ein neuer Lebensmut erwächst. So gewinnen die aufstellenden Personen zumeist neue Blickwinkel und lernen, ihre Selbstbestimmung konsequent, aber auch liebevoll umzusetzen.

Krankheitsaufstellungen sind daher eigentlich kein therapeutisches Verfahren, sondern im wahrhaftesten Sinne HEILKUNST. Es ereignet sich zwischen dem/der Aufstellenden und derjenigen Person, welche die Aufstellung leitet, ein ganz individueller Prozess, in dem der Klient das Tempo vorgibt. Mancher innere Konflikt mag sich leicht lösen, an anderen ist eine langfristige Arbeit erforderlich, weil die seelischen Schmerzen zu groß sind. Keiner der Beteiligten kann vorhersehen, wie eine Aufstellung verlaufen wird; und keine Aufstellung wird der anderen gleichen.

Die nachstehend besprochenen Fallbeispiele sind ein Abbild dieser Fülle. Selbst wenn ein äußeres Krankheitsbild Ähnlichkeiten aufwies, zeigte sich unterhalb der Symptomoberfläche ein jeweils völlig anders geartetes Gesamtgeschehen. Selbstverständlich sind Namen, Daten und Orte verfremdet, um die Privatsphäre der beteiligten Person vollumfänglich zu schützen.

1.) Depression

In der öffentlichen Meinung, aber auch in medizinischen Kreisen hält sich hartnäckig das Vorurteil: „Einmal depressiv, immer depressiv!" Das geht so weit, dass man Depression in die Kategorie der „unheilbaren Krankheiten" einstuft. Eine derartige Vorgehensweise belegt zum einen die unseriöse Arbeitsweise derjenigen, die solche Behauptungen aufstellen, zum anderen beweist sie die gewaltige Kraft eines Gedankenfeldes. Was mag sich im Inneren eines schwermütigen Menschen abspielen, dem man das Etikett „unheilbar" anklebt?

Annemarie litt seit fünf Jahren unter Depressionen. Sie war lange in psychotherapeutischer Behandlung gewesen und hatte Medikamente genommen, deren Dosis aktuell herabgesetzt worden war. Ihr psychischer Zustand erschwerte ihr das Leben, denn sie konnte ihre Tätigkeit an der Universität nicht mehr in vollem Umfang ausüben. Sie hatte angefangen, sich mit der Krankheit zu arrangieren, auch wenn ihr immer öfter die Kraft fehlte, ihr Leben zu organisieren und den Tagesrhythmus zu meistern.

Ihr Zustand hatte sich verschlimmert, als ihre Schwester nach einer langwierigen Krebs-Erkrankung gestorben war. Sie hatte dankbar die Medikamente eingenommen, die, so hatte man ihr versprochen, ihr eine gewisse Stabilität verleihen sollten. Ihr fehlte ohnehin die Kraft, sich mit dem „Warum“ ihrer Krankheit auseinanderzusetzen.

Nach drei Jahren permanenter Therapie und ununterbrochener schwerer Medikation gab es allerdings keinerlei Fortschritt zu verzeichnen. Sie hatte alle Lebenslust verloren und wollte ihre Assistentenstelle an der Universität aufgeben, weil sie sich nicht mehr konzentrieren konnte und die Vorbereitungen für ihre Seminare ihr schier endlose Mühe bereiteten. Ihr Mann unterstützte sie zwar in vielerlei Hinsicht, doch konnte sie sich des Eindruckes nicht erwehren, er habe kein wirkliches Verständnis für ihren Zustand. Sie empfand sich als Frau, der nur Mitleid entgegen gebracht wurde, um ihre Ehe zu retten. Mitleid ist jedoch weit entfernt von Liebe und zumeist der Anfang vom Ende einer Beziehung. Sie fühlte sich alleingelassen und verloren.

Mehrere Aufenthalte an psychosomatischen Kliniken hatten ihr kurzfristig geholfen, ihren Job an der Universität nicht aufzugeben und irgendwie an ihrem Leben festzuhalten. Dies ging noch eine Weile so weiter, bis sie in einem Urlaub für sich den definitiven Entschluss fasste: „Ich will aus diesem depressiven Zustand aussteigen und wieder ein normales Leben führen. Ich will wieder die alte Annemarie sein!"

Kurz nach dieser Entscheidung kam sie zu mir in die Praxis. Sie hatte seitens einer Freundin von den Krankheitsaufstellungen gehört und sah darin eine Möglichkeit, sich aus ihrem inneren Gefängnis zu befreien. Sie wiederholte mir gegenüber ihr sich selbst gegebenes Versprechen: „Ich habe mir die Depression zugezogen; aber ich bin im Grunde kein depressiver Mensch. Ich möchte zurück zu mir selbst kommen, zurück zu der Annemarie, die ich früher einmal war."

Wir haben ihre Krankheit aufgestellt, die sie auch als Depression bezeichnete. Wir haben die Merkmale bearbeitet, die sie selbst angab: Weinerlichkeit, wenn sie sich nicht gut fühlte; Abneigung gegenüber der Sonne; fehlende Lebensfreude; ständige Drucksituation in ihrem Lebensumfeld und vor allem die Angst, wie ihre Schwester an Krebs zu sterben.

Auf der körperlichen Ebene kamen dazu: Zitternde Hände; schwere Beine; Magenschmerzen nach dem Essen; Schlafstörungen und ständig wiederkehrende belastende Gedanken.

Wir haben alle Symptome aufgestellt, und als sie sich selbst in die Mitte der Aufstellung begab, rief sie plötzlich aus: „Uff! Hier ist eine schreckliche Schwere. Damit geht es mir gar nicht gut. Ich kann hier nicht stehen. Ich will raus. Ich muss mich hinsetzen. Es ist schrecklich unangenehm. So schwer!"

Sie hat sich aus der Aufstellung entfernt und daneben hingesetzt. Sie hatte während des Prozesses mehrere Bogen Papier vollgeschrieben, auf die sie jetzt blickte. „Können Sie diese Zettel wegnehmen? Ich kann sie nicht sehen. Das alles ist schrecklich. Ich brauche ein Glas Wasser, sonst wird es mir zu viel. Ich kriege fast keine Luft mehr, wenn ich das lese."

„Was möchten Sie stattdessen?", fragte ich sie behutsam.

„Eine andere Annemarie, die wahre. Die ist ganz anders als das, was hier aufgestellt und aufgeschrieben ist."

Dann erzählte sie mir über ihre Jugendjahre, in denen sie lebensdurstig und lebenslustig war. Mit zwanzig war sie uneingeschränkt offen für das Leben. So wollte sie wieder sein. Dann kam sie wieder auf den Tod ihrer Schwester zu sprechen, deren Tod sie nicht verarbeiten konnte und der sie endgültig in die Depression gestürzt hatte. Daraufhin haben wir ihre Aufzeichnungen zum Tod ihrer Schwester in die Aufstellung eingefügt. Hier lag der Schlüssel!

Sie hatte den Tod und den Verlust ihrer Schwester nicht verkraftet; und als sie dann die Diagnose „Depression" bekam, war sie gleichsam froh, dass sie sich nun ‚offiziell' von der äußeren Welt zurückziehen konnte. Sie hatte eine Begründung und gewissermaßen auch eine Entschuldigung dafür, warum sie kein Interesse mehr am Leben hatte und trotz Job, Ehe und sozialer Kontakte eine große Leere empfand sowie das Gefühl, völlig alleingelassen zu sein.

An diesem Punkt der Aufstellung blieb sie stehen. Als wir gezielt das „Alleinsein" aufstellten, hielt sie mit der Bemerkung inne: „Meine Beine fühlen sich so schwer wie Blei an." Nach einem kurzen Nachspüren fuhr sie fort: „Ich kenne dieses Gefühl seit meiner Kindheit. Es begleitet mich immer, überall hin. Es sitzt tief in mir. Ich kann es auch jetzt wieder spüren." Dann war sie lange still, bis sie wieder anfing, von sich zu erzählen.

„Meine Mama kannte ich fast nicht. Ich war vier, als sie gestorben ist. Meine Schwester meinte, sie sei depressiv gewesen. Ich habe nur eine schwache Erinnerung, dass sie oft traurig war. Meine Schwester kannte sie besser. Sie war zwölf, als sie gestorben ist. Es war alles so traurig damals."

Daraufhin nahmen wir, auf Annemaries ausdrücklichen Wunsch, die Mutter in die Aufstellung hinein. Sie wollte sich anschauen, was für eine Energie aus dieser Richtung floss.

Sie begann wieder von Trauer und Schmerz zu sprechen, von der unheilbaren Krankheit ihrer Mutter und vom Alleinsein, weil niemand für sie da war. Die Empfindung von vor einigen Minuten wiederholte sich.

„Ich muss mich hinsetzen. Die Schwere ist unerträglich. Ich kann hier nicht stehen."

Dann schilderte sie ein Bild von einer traurigen, leidenden Frau, das immer wieder aus ihrem Unterbewusstsein auftauchte. Ihr Vater hatte ein zweites Mal geheiratet, doch dieses Frauenbild war für sie immer präsent geblieben. Dann kam ihre Stiefmutter dazu – und diese wiederholte exakt das Muster ihrer Mutter.

Dazwischen, so flocht Annemarie in ihre Erzählung ein, habe sie immer wieder einmal ihre „eigene Energie" wahrgenommen. Immer, wenn diese sich zeigte, wollte sie weg von zu Hause, weg von ihrer Familie. Ihre Schwester unterstützte sie in diesem Prozess, hatte aber selber schwer darunter zu leiden, dass ihr Mann sie nach drei Ehejahren verlassen hatte. So blieb Annemarie immer wieder an diesem Bild der traurigen, leidenden Frau hängen. Sie wollte sich von diesem Familien-Feld lösen, war dabei aber nicht erfolgreich.

Ich habe sie daraufhin gefragt, ob sie bereit sei, sich dieses Energiefeld aus Depression, Alleinsein und traurig-leidenden Frauen ganz genau anzuschauen. Sie wollte dies; und nach längerer Betrachtung sagte sie: „Ich sehe keine Zusammenhänge. Es macht keinen Sinn für mich. Ich bin zwar auch so eine leidende, depressive Frau – aber das bin ich nicht. Das bin ich nicht!!"

Ich wollte dann von ihr wissen, wie sie weiter vorgehen wolle.

„Wenn ich das nur wüsste. Ich weiß es wirklich nicht", antwortete Annemarie. Nach einem kurzen Innehalten fuhr sie fort: „Mein Vater lebt nicht mehr, meine Schwester auch nicht. Meine Ursprungsfamilie existiert nicht mehr. Ich bin... Ich bin allein... Obwohl ich ja gar nicht allein bin. Ich habe doch meine jetzige Familie. Ich habe auch ein Bild von Annemarie in mir, von der lebenslustigen Annemarie. Das Bild ist noch ohne scharfe Konturen; aber es ist da."

An diesem Bild haben wir dann weitergearbeitet. Wir haben es schärfer gezeichnet. Wir haben ihre Selbstwahrnehmung im Hier und Jetzt gestärkt. Wir haben das Bild von der „lebenslustigen Annemarie" gefestigt.

Annemarie nimmt heute, ein Jahr nach ihrer Aufstellung, keine Medikamente mehr. Wenn ihre „melancholische Phase“, wie sie sie nennt, wieder auftritt, kann sie gut damit umgehen. Sie findet meist umgehend neue Möglichkeiten, um ihre Stimmung und ihren Gemütszustand aufzuhellen. Sie hat ihr inneres Gleichgewicht wiedergefunden und eine neue Ordnung in ihr Leben gebracht. Sie hat die Gefährdung durch ihr Familien-Feld erkannt und ist in der Lage, diese Gefahr abzuwehren.

2.) Das Helfer-Syndrom

Das „Helfer-Syndrom“ gilt nicht als Krankheit im traditionellen Sinn, kann aber durchaus die Ursache für eine Reihe ernsthafter Beschwerden sein. Das Wort Helfer-Syndrom ist eine an sich schon bemerkenswerte Konstruktion, da es die eigentlich positive Qualität des „Helfens“ über das Anhängsel „Syndrom“ in eine negative Eigenschaft verwandelt. Es geht um einen seelischen Druck, der etwas Zwanghaftes an sich hat und geradezu in ein Suchtverhalten einmünden kann. Die an sich gute Absicht, einen anderen Menschen zu unterstützen, verkehrt sich in ein schädliches „Sich-um-alles-kümmern-wollen“.

Allgemein rechnet man Menschen, die man unter dieses Syndrom einordnet, ein starkes Bedürfnis nach Anerkennung zu. Sie sind von dem Impuls angetrieben, gebraucht zu werden oder gar unentbehrlich zu sein. Da es nicht selten von Natur aus hilfsbereite und liebenswerte Menschen sind, die sich mit dieser Problematik auseinanderzusetzen haben, fällt es oft schwer, die Betreffenden auf das Thema anzusprechen – oder es überhaupt als solches zu erkennen. Sie kümmern sich liebevoll um andere, ihnen nahestehende Menschen, um diesen, etwa in einer Krankheitssituation oder einer persönlich Krise, beizustehen. Das klingt doch zuerst ausgesprochen positiv. Denjenigen, denen so geholfen wird, ist meist nicht klar, dass die Helferpersönlichkeit von dem starken Impuls angetrieben wird, gebraucht werden zu müssen. „Ohne mich geht es doch nicht!“ Dieses eigentliche Motiv kann nur jemand herausfinden, der die unter dem Helfer-Syndrom leidende Person sehr gut kennt und in den vielen Situationen erlebt, in denen sie ihr ungesundes Verhalten auslebt.

Häufig finden wir das Helfer-Syndrom in Familiensituationen, in denen ein Mitglied ein anderes pflegt, von dem es früher schlecht behandelt oder missachtet wurde. Es holt sich durch eine extreme Hilfsbereitschaft jetzt jene Anerkennung und Zuneigung, die früher schmerzlich vermisst wurde. Das Ungesunde in einer solchen Vorgehensweise liegt darin, dass die Identifikation mit der erkrankten Person oft so weit geht, dass die helfende Person keine Grenze mehr zieht und sich letztlich sogar mit der Krankheit des betreuten Menschen zu identifizieren beginnt. Das Krankheitsfeld übernimmt und gewinnt die Oberhand. Von da an wächst sich das Helfer-Syndrom zu konkreten Erkrankungen aus, darunter Depression, Hautallergie, beginnende Magersucht und eine ausgeprägte Neigung zu Unfällen. Vielfach ist eine tiefe Erschöpfung dafür verantwortlich, welche die unter dem Helfer-Syndrom leidende Person aber nicht wahrhaben will. Es würde ja genau dem im Wege stehen, was das Motiv ihres Verhaltens ist.

Auch für den Umsorgten kann die Situation bald in eine unschöne Entwicklung umschlagen, wenn die pflegende Person anfängt, sich in das Leben des Erkrankten einzumischen. Das beginnt mit dem an sich wieder positiven Moment, ihm kleine Besorgungen oder Behördenkram abzunehmen, endet aber häufig in Bevormundung oder gar Entmündigung. Dies tritt vor allem dann auf, wenn der Patient bereits in einem hohen Alter und von einer Krankheit geschwächt ist. Dann fehlt ihm die Kraft zum Widerstand, was doppelt schmerzhaft empfunden wird: Einerseits die fortschreitende Entmündigung, andererseits die als schmerzhaft empfundene fehlende Kraft zum Protest. Ein verhängnisvoller Kreislauf für alle Beteiligten.

Erfolgt ein solches Verhalten gemäß den Kriterien des Helfer-Syndroms nun nicht nur einmalig, sondern in mehreren Fällen gleichzeitig, kann man sich leicht ausrechnen, zu welchen Belastungen dies führen wird.

Wolfgang kam zu mir und wollte eine Krankheitsaufstellung durchführen – allerdings nicht für sich, sondern für seine Frau! Sie litt seit Jahren schwer unter Nierensteinen, war mehrfach operiert worden, ohne allerdings ganz gesund zu werden. Sie war noch immer schwach und mutlos. Sie ging, sofern es ihre Gesundheit erlaubte, noch regelmäßig arbeiten, doch die Krankschreibungen häuften sich.

Wolfgang kümmerte sich seit Jahren um sie und hatte das gemeinsame Leben ganz in seine Hände genommen. Er organisierte alles, machte den Haushalt und entlastete seine Frau von allen Pflichten, damit sie sich ganz um ihre Gesundheit kümmern konnte.

Reha-Maßnahmen, alternative Heilverfahren, regelmäßige Besuche bei einem Heilpraktiker – Wolfgang unternahm alles, um die Gesundheit seiner Frau wiederherzustellen. Diese litt aber, so seine Erzählung, weiterhin unter starken Schmerzen und war unendlich müde.

Nach einem Jahr in dieser Dauerschleife von Behandlungen und Fürsorge war auch Wolfgang erschöpft und fühlte sich ausgebrannt. Er wusste nicht mehr, welche Therapien er noch auswählen sollte. Hinzu kam ein Gefühl, seine Bemühungen würden nicht wirklich geschätzt, was wahrscheinlich einfach der Schwäche seiner Frau geschuldet war.

Er schilderte mir den gemeinsamen Alltag in aller Ausführlichkeit: „Sie fühlt sich immer gut, wenn wir zu einer Behandlung beim Heilpraktiker waren. Dort bekommt sie eine Infusion und fühlt sich in der Woche danach stabil. Sie geht arbeiten und ist emotional in einem Hoch. Doch dann kommt bald wieder das nächste Tief. Ich kann dann nicht mehr mit ihr sprechen, sie verschließt sich innerlich und kann sogar wütend werden, wenn ich ihr einen Vorschlag unterbreite, was wir gemeinsam unternehmen könnten. Sie behauptet, nicht die Kraft zu haben, irgendwo hinzufahren. Sie fühle sich dann unsicher. Andererseits verabredet sie sich mit einer Freundin, geht mit ihr essen und trinkt mit ihr Kaffee und Wein. Beides ist ihrer Gesundheit nicht zuträglich, was sie auch weiß. Deshalb streitet sie mir gegenüber auch ab, eines von beiden zu sich genommen zu haben. Inzwischen spreche ich das Thema nicht mehr an. Ich glaube sogar, dass es viele Dinge gibt, die sie mir gegenüber nicht zur Sprache bringt. Sie möchte auch keine gutgemeinten Ratschläge; und so entfremden wir uns ständig weiter voneinander."

Wolfgang wollte seiner Frau unbedingt helfen, auch um die Beziehung zu retten. Mit dieser Thematik kam er zur Krankheitsaufstellung. Nun ist eine Krankheitsaufstellung kein Kartenlegen, wo man fragt und dann eine – mehr oder weniger glaubhafte – Antwort bekommt. Es geht bei den Aufstellungen um eine Änderung der Wahrnehmung, um Einsicht und um Bewusstwerdung einer bestimmten Lebenssituation. Ein Familien-Feld enthüllt sich ganz von alleine, wenn man es zulässt. Es geht um achtsames Schauen, weniger um aktives Tätigwerden.

Wir haben Wolfgangs gesamtes Lebensumfeld aufgestellt: Seine Frau, ihre Krankheit, seine Emotionen, seine Enttäuschung und die uneingeschränkte Bereitschaft, seiner Frau unbedingt zu helfen. Als das Wort Helfer-Syndrom fiel, hat er dies sofort abgelehnt, weil er seine Absicht, seiner Frau zu helfen, als seine Pflicht und Verantwortung gesehen wissen wollte.

Als er nach einer Weile in die Mitte der aufgestellten Situation trat, empfand er große Traurigkeit und eine abgrundtiefe Müdigkeit. „Ich kann nicht mehr weiter“, sagte er mit einem tiefen Seufzen. „Ich sehe keinen Ausweg mehr. Die Krankheit macht unser ganzes Leben schwer. Ich habe keine Hoffnung mehr.“

Ich war erstaunt, wie schnell er reagierte und wie schnell er den Blick auf sich selbst richtete. Die angesprochene Schwere war mit Händen zu greifen, und er sah in der Tat wie ein Mensch aus, den die Hoffnungslosigkeit zu erdrücken schien. Seine Schultern schrumpften sichtbar zusammen. Er stand inmitten seiner Krankheitsaufstellung, mit all seinen Aussagen, abgestürzt in tiefen Pessimismus.

„Warum meinen Sie, dass Sie Ihrer Frau helfen müssen?“, fragte ich ihn.

„Wer soll es denn sonst machen? Ich bin doch ihr Mann. Ich kann sie nicht einfach leiden lassen. Es ist meine Aufgabe!“

„Meinen Sie wirklich, dass es Ihre Aufgabe ist? Schauen Sie genau hin, ob es tatsächlich Ihre Aufgabe ist!“

Er schwieg lange.

„Ich kann ihr schon helfen. Das kann ich, und das weiß ich auch. Aber sie sollte wohl auch ihren Beitrag leisten. Das will sie aber nicht.“

Er blickt mich mit großen Augen an und war selbst ganz erstaunt über das, was er gerade gesagt hatte.

Ich wiederholte ihm noch einmal seine Worte.

Wieder schwieg er einige Augenblicke, ehe er erwiderte: „Ich meine, es ist doch meine Pflicht, als ihr Ehemann, ihr zu helfen. Ich denke aber, sie will es nicht so, wie ich es möchte. Sie ist müde, hat aber auch ganz andere Interessen als ich.“

„Sie helfen ihr also nur aus Pflichtgefühl?“

Wieder schien er eine Weile nachzudenken, ehe er sagte: „Ja, ich fühle mich für sie verantwortlich. Das ist meine Pflicht, schließlich liebe ich sie doch. Wenn man sich liebt, ist man auch füreinander verantwortlich. Das ist doch nichts Übermäßiges. Oder was meinen Sie?"

Ich habe leicht geschmunzelt über die Wortwahl und fragte zurück: „Haben Sie denn das Gefühl, es sei etwas 'Übermäßiges'?"

„Ich bin halt so! Warum meinen Sie, das sei übermäßig? Ich will ihr doch nur helfen, wieder gesund zu werden. Es gibt so viele Möglichkeiten, um wieder gesund zu werden. Ich bin dabei, um ihr zu helfen. Es kann wieder so werden, wie es früher war!"

„Ist es wirklich nur aus reiner Liebe, warum sie so eindringlich möchten, dass Ihre Frau wieder gesund wird?"

Wolfgang blickte mich erstaunt an – und schwieg. Er war lange still und wirkte plötzlich fast demütig. Es stand auf einmal nicht länger der Wille im Vordergrund, sondern die Demut.

Dann begann er von seiner Angst zu erzählen, seine Frau könne an Krebs erkranken, alles würde wieder von vorne beginnen und er könne „wieder versagen".

Wolfgang hatte eine tragische Familiensituation. Seine Mutter war schwer krank, und sein Vater hatte sich nur sehr ungenügend um sie gekümmert, da er noch eine andere Beziehung gelobt hatte. Er führte ein klassisches Doppelleben, ohne je darüber zu sprechen. Aus Zufall erfuhr Wolfgang, dass sein Vater sogar ein Kind mit der anderen Frau bekam. Seine bis dahin halbwegs heile Welt brach zusammen. Er wollte seinen Vater mit der Situation konfrontieren, schaffte es aber emotional nicht.

Wolfgang übernahm die Pflege seiner Mutter. Doch auch mit ihr konnte er nicht über die realen Familienverhältnisse sprechen. Sie war zu krank, zu schwach und zu depressiv. Die Krankheit schritt voran, und Wolfgang blieb allein mit seiner Angst und Sorge, wie er der kranken Mutter helfen konnte. Er fühlte sich ohnmächtig und wusste nicht, wie er sich verhalten sollte. Der Vater war mit seiner neuen Beziehung beschäftigt – und die Mutter starb. Wolfgang versuchte, ihr Leiden zu erleichtern, und war ständig mit ihrer Pflege befasst.

„Manchmal lag ich nachts im Bett und habe überlegt, was mit meiner Familie los war. Ich dachte, meine Mutter könne nicht gesund werden, denn wenn sie von dem außerehelichen Kind erführe, würde sie das emotional nicht überstehen. Ich dachte, es sei wohl besser für sie, wenn sie stürbe. Ich hatte so schreckliche Gedanken und habe mich dafür geschämt. Es war eine unlösbare Situation, und ich hatte das Empfinden, ich würde zwei Menschen verlieren, die mir wichtig waren. Meine

Mütter würde sterben und mein Vater eine neue Familie gründen. Ich war acht Jahre alt und meinte, dass ich versagt hätte. Deswegen würde meine Familie nicht mehr bestehen. Mama hatte ihre Krankheit, Papa sein heimliches Leben – und ich war irgendwo dazwischen. Im Niemandsland!"

Wolfgang hielt inne; und ich ließ ihn einige Minuten seine Gedanken und Gefühle ordnen.

„Diese alten Ängste haben mich immer begleitet. Auch heute habe ich noch die Angst, etwas zu verlieren, was mir wichtig ist; und ohnmächtig zu sein, es zu verhindern. Jetzt habe ich eine Frau, aber wenn es schlimmer wird, verliere ich sie – und ich kann nichts dagegen tun."

Wir haben seinen emotionalen Zustand ganz aufmerksam angeschaut und anschließend die „Existenz-Angst" in die Aufstellung hineingenommen. Dann bat ich Wolfgang, an die Stelle zu treten, wo die Krankheit seiner Frau stand.

Er zögerte, aber schließlich sagte er: „Hmmmh. Es ist so ruhig hier, so still. Das ist eine schwere Krankheit; aber ich bin ruhig. Ich bin ruhig, wenn ich hier stehe."

Ich ließ ihn eine Weile in dieser Situation verbleiben.

„Erzählen Sie mir, was sie noch wahrnehmen", ermutigte ich ihn.

„Ich habe nicht viel zu erzählen. Ich verstehe eigentlich nicht, weshalb ich so ruhig bin, wenn es doch um die Gesundheit meiner Frau geht. Ich fühle, dass alles in Ordnung ist. Es ist nicht wirklich schlimm. Meine Frau ist äußerlich schwach, aber innerlich ist sie stark. Auch in dieser Krankheit ist sie stark. Sie ist stabil."

Wieder war Wolfgang eine Weile still, ehe er weitersprach: „Ich stehe hier zwar auf der Krankheit meiner Frau; aber es geht doch um mich."

Er schaute mich erstaunt an und schien überrascht von dem, was er gerade gesagt hatte.

Dies war der Schlüsselpunkt der Aufstellung! Der Hintergrund seines Helfer-Syndroms war seine Angst. Sie war die blockierende Kraft im Heilungsprozess seiner Frau.

Wir haben dann diese Hintergrundthematik gemeinsam bearbeitet; und es wurde von Minute zu Minute leichter. Wolfgang konnte loslassen. Er vermochte es, ins Vertrauen zu gehen. Er konnte in die Selbstheilungskräfte seiner Frau vertrauen und dadurch seine eigene Stärke zurückerlangen.

Auch in einer Ehe ist der Krankheitsprozess zuerst ein individueller. Die Hilfestellung, die ein Partner dem anderen gibt, ist ein freies Geschenk aus der Liebe heraus. Kommt es dagegen zu „Übernahmen“, schwächen beide Partner sich selbst. Liebe und Mitleid müssen weit auseinandergehalten werden!

3.) Die Krebs-Angst

Die Angst vor dem Krebs ist in gewisser Hinsicht gefährlicher als die Krankheit selbst! Zumal bei dem Wort „Krebs" immer gleich noch die Assoziation „bösartig" mitgedacht wird. Für viele Menschen ist daher die Krebs-Diagnose gleichbedeutend mit einem Todesurteil. Wer bereit ist, den Gedanken an die Existenz von Feldern zuzulassen, der kann erahnen, was für ein machtvolles Gebilde das „Krebs-Feld" ist.

Das morphogenetische Feld dieser Krankheit ist mit einer immens starken Negativität aufgeladen. Man darf nicht aus den Augen verlieren, dass Krebs vor nicht allzu langer Zeit noch als unheilbar galt. Inzwischen ist in der Therapie zwar viel geschehen, der Angst-Faktor um diese Diagnose ist aber nahezu unverändert geblieben. Daher sind Menschen wie der amerikanische Psychologe Lawrence LeShan so erfolgreich mit einer „Psychotherapie gegen Krebs" gewesen. In dem Augenblick, wo der Angst-Faktor im Bewusstsein reduziert wird, steigen die Heilungsaussichten dramatisch an.

Wer die Wirkkraft des „Krebs-Feldes" erkennen möchte, sollte das Umfeld eines Patienten mit dieser Diagnose sorgfältig im Auge behalten. Partner, Familie oder Kollegen reagieren zumeist mit Entsetzen und exzessiv ausgedrücktem Mitgefühl: „Mein Gott, wie soll es denn jetzt weitergehen?“ Der Erkrankte bekommt von allen Seiten gespiegelt, dass er sich nunmehr in einer existenziellen Krise befindet. Es wird ernst! Wer in diesen Tagen nach der Diagnose nicht über große innere Stärke und ein tiefes Vertrauen in seine Selbstheilungskräfte verfügt, der hat den Kampf gegen die Krankheit schon zu einem erheblichen Teil verloren.

Die richtige Verhaltensweise der Umwelt müsste in einem Satz wie dem folgenden zum Ausdruck kommen: „Das ist eine Herausforderung; aber es gibt ja inzwischen zahllose Berichte von ehemaligen Krebspatienten, die alle diese Krankheit überwunden haben. Du wirst das auch schaffen!“ Mit diesen Worten ist der Kampf gegen die Krankheit schon zu einem erheblichen Teil gewonnen. Achten Sie bitte auf Ihre Worte: Sie haben mit dem, was Sie einem befreundeten Menschen bei einer Krebs-Diagnose sagen, einen entscheidenden Einfluss auf den Krankheitsverlauf!

Mehr als bei jeder anderen Krankheit ist es bei einer Krebs-Diagnose wichtig, sich vom Angstfeld zu entfernen und dem Gesundheitsfeld zuzuwenden. Die innere Entscheidung ist von herausragender Bedeutung für die Heilung. Daher gilt die Intention bei einer Krankheitsaufstellung in diesem Fall nahezu ausschließlich der Aktivierung der Selbstheilungskräfte. Der Visualisierung kommt dabei eine besondere Bedeutung zu. Das erkrankte Organ muss wieder in seiner vollkommenen, heilen und harmonisch funktionierenden Verfassung gesehen werden. Die Erkrankung sollte, wie es auch häufig vorkommt, nicht geleugnet, sondern durch innere Arbeit transformiert werden. Niemand sollte seine Selbstheilungskräfte unterschätzen: Sie sind gleichsam ein mit höchster Leistung arbeitendes inneres Kraftwerk!

Andreas fühlte sich hilflos und schwach, als er nach der zweiten Chemotherapie zu einer Krankheitsaufstellung kam. Er wäre nicht aus eigenem Antrieb gekommen; aber seine sehr spirituelle Frau hatte ihm ans Herz gelegt, diesen Schritt zu tun. Um ihn zu unterstützen, war sie zur Aufstellung auch mitgekommen.

Andreas litt seit einem Jahr unter Darmkrebs und hatte aufgrund fehlender Therapieerfolge viele Hoffnungen verloren. Er sah keine Heilungsaussicht und zweifelte auch am Erfolg der zweiten Chemotherapie. Er wollte nur endlich „dieses Elend hinter sich lassen". So lauteten seine ersten Worte.

Seine Frau war eine wunderbare Hilfe für ihn, und auch seine Kinder boten ihm Motivation genug, um wieder gesund werden zu wollen. Zugleich fühlte er sich schuldig, so wenig Zeit für sie zu haben, und dass das Familienleben insgesamt stark darunter litt, wenn alle ständig mit seiner Krankheit befasst waren. Er fasste seinen Kummer in den folgenden Sätzen zusammen:

„Mir gehen die verschiedensten Gedanken durch den Kopf, wenn ich wieder einmal erschöpft auf dem Sofa liege. Mit fünfundvierzig Jahren möchte ich nicht mein Leben beenden, obwohl es sich oft so anfühlt, als wäre das der Fall. Ich habe nicht mehr die Kraft, mit meinen Kindern Fußball zu spielen, so wie das andere Väter ganz natürlich tun. Ich möchte Spaß mit ihnen haben, aber die Schmerzen erlauben es einfach nicht. Natürlich versuche ich, ihnen dies zu verheimlichen. Ich denke dann immer wieder, dass ich als Vater versagt habe und immer weiter versage. Vielleicht bin ich auch zu feige und müsste mehr Kraft für den Kampf gegen den Krebs aufbringen. Ich hoffe zwar immer, dass einst wieder alles gut wird; aber ich fühle mich doch als Versager. Ich bin mutlos, kraftlos und hoffnungslos. Ich schäme mich innerlich dafür, vor allem gegenüber meiner Frau und meinen Kindern. Aber es geht mir nach einem Jahr mit dieser Krankheit echt schlecht. Ich bin mit meinen Kräften am Ende."

Während der Aufstellung widmete Andreas einen großen Teil seiner Aufmerksamkeit seinen Kindern und den Schuldgefühlen ihnen gegenüber. Den „Krebs", den er auf einen großen Papierbogen geschrieben und in die Aufstellung gelegt hatte, wollte er gar nicht beachten. Ich bat ihn dann nach einer Weile, seine Position zu wechseln und sich zu seiner Krankheit zu stellen. In diesem Augenblick veränderte sich seine Gesichtsfarbe, und seine Hände fingen an zu zittern.

Nach einer Weile sagte er: „Ich kann hier nicht stehen. Ich empfinde nur innere Wut, das macht mich noch müder. Ich fühle Angst, alles nicht zu schaffen und zu versagen."

Das Wort „versagen" war das zentrale Wort der Aufstellung. Es kam immer wieder hoch, in mehreren Zusammenhängen. Ich bat Andreas daher, einmal die Aufstellung zu verlassen, sich daneben hinzusetzen und seine Aufmerksamkeit ausschließlich auf seine Versagensängste zu richten.

Er wurde still und sehr nachdenklich. Wie er mir später beschrieb, liefen in diesem Augenblick seine unterdrückten Gefühle wie ein Film ab. Er nannte das später sein „Emotionen-Review"! Er ging mehrere Jahrzehnte zurück, um alte Muster zu betrachten.

„Das Versagen verbindet sich bei mir bereits mit meinem Schulabschluss, den ich nicht hinbekommen habe, weshalb ich nicht studieren konnte. Mein Vater hat alles dafür getan, dass ich eine ordentliche Ausbildung bekam, die er selber nicht hatte, aber ich habe mich damals überhaupt nicht dafür interessiert. Als er bei einem Unfall ums Leben kam, war ich ganz in seiner Nähe, konnte ihm aber nicht helfen, weil die Baustelle in diesem Bereich nicht gesichert war. Er hatte, aus Gründen, die ich bis heute nicht verstehe, das Gleichgewicht verloren und war vom Gerüst gefallen. Er war sofort tot. Als Kind und Jugendlicher hatten mich seine Ansprüche an mich nur genervt, und als ich sie endlich verstanden hatte, war er nicht mehr da. Ich hatte keine Chance mehr, meine Vater-Sohn-Beziehung zu einem guten Ende zu bringen. Alle vorherigen Chancen hatte ich versäumt. Heute bin ich nun in der Situation, dass ich zumindest für meine Kinder ein guter Vater sein möchte; aber ich versage wieder, weil ich zu kraftlos bin und nichts für sie tun kann."

Es wurde plötzlich sehr still im Raum. Andreas verharrte schweigend vor seiner Aufstellung. Dann stand er auf und trat an die Stelle, an der er den „Krebs" aufgestellt hatte.

„Der Krebs ist in meinem Bauch", seufzte er. „Was hat das mit mir zu tun? Vielleicht soll ich mehr an mich und meine Familie glauben? Vielleicht liegt hier meine Kraft? Ich habe mich nur geschämt, dass ich nicht mehr der war, der ich früher gewesen bin; aber vielleicht bin ich für sie noch immer der gleiche Mensch?"

Ein Leuchten trat in sein Gesicht: „Ich nehme plötzlich ihre Unterstützung ganz stark wahr. Es ist wie ein frisches Blut, das plötzlich in meinen Adern strömt. Es ist ein wunderbares, herrliches Gefühl!"

Ich ließ ihn eine Weile diesem Gefühl nachspüren, dann fragte ich ihn: „Können Sie sich vorstellen, wie dieses frische Blut in Ihnen jetzt zu jeder Zelle Ihres Körpers fließt und diese vitalisiert? Wie es wieder eine neue Ordnung in Ihnen herstellt?"

„Ein schöner Gedanke", erwiderte er. „Es geht noch nicht ganz; aber ich werde dieses Bild mitnehmen und daran arbeiten. Diese Vorstellung gefällt mir sehr gut!"

Einige Monate später traf ich Andreas in der Stadt. Er wirkte sehr viel zuversichtlicher und optimistischer, was die Heilung seiner Krankheit betraf. Er sah sich auf einem guten Weg und begleitete gerade seine Kinder zu einem Fußball-Turnier.

Ich will mir hier nicht anmaßen, über die medizinische Seite seines Darmkrebses zu sprechen. Krankheitsaufstellungen sind keine ärztlichen Maßnahmen. Jeder Erkrankte muss die Verantwortung für sein Leben und seinen Behandlungsweg selber übernehmen. Was sich aber weltweit als außerordentlich hilfreich bei einer Krebserkrankung herausgestellt hat, ist die Arbeit mit den Zellen und mit dem Zellgedächtnis. Die innere Visualisierung vermag hier Wunderbares zu vollbringen. Wer sich einmal auf dieses Heilungskonzept eingelassen hat, erfährt eine außerordentliche Belebung seiner Selbstheilungskräfte.

Im Fall von Andreas konnte man deutlich erkennen, dass ihm die in der Krankheitsaufstellung freigesetzten Impulse und Gedanken in die Lage versetzten, einen neuen Blick auf sein Leben und seine Heilungsaussichten zu werfen. Die Erkenntnis, von seiner Familie uneingeschränkt und bedingungslos unterstützt zu werden, half ihm, sich von seinen Versagensängsten zu lösen und damit das größte Hindernis auf seinem Heilungsweg zu beseitigen.

4.) Burnout

Wenn es eine klassische „Trendkrankheit“ in unserer Zeit gibt, dann ist es der „Burnout“. Permanente Müdigkeit, Erschöpfung, Kraftlosigkeit sowie zunehmende Lustlosigkeit und fehlende Motivation sind die typischen Indikatoren für dieses Krankheitsbild. Der Leistungsdruck, der nicht nur im Beruf eine entscheidende Rolle spielt, sondern bereits im Schulalltag schwerwiegende Probleme auslöst, wird ständig größer. Inzwischen kommt noch der „Vergleichenswahn“ durch die sogenannten sozialen Medien hinzu. Das fängt beim Lippenstift an und hört bei der Segelyacht auf. Fehlender Besitz schafft Stress, permanenter Stress führt auf direktem Weg in die Krankheit. Die Frage lautet, vor allem bei Frauen: „Was hat sie, was ich nicht habe?“

Stress muss vom Burnout deutlich unterschieden werden: Ersterer ist nur die Vorstufe für letzteren. Menschen mit Burnout-Syndrom schaffen es nicht mehr, ihren Alltag zu bewältigen. Die innere Leere und die als grenzenlos empfundene Erschöpfung führen zu einem äußeren Stillstand. Die „Leere aus Erschöpfung“ mündet in ein Empfinden völliger Ohnmacht. Es gibt sowohl keinen Zugang zur eigenen Mitte mehr als auch keinen Kontakt nach außen. Es werden nur noch Symptome wahrgenommen: Kopfschmerzen bis hin zur Migräne, Magenschmerzen, labile Beine oder chronische Schlafstörungen. Die gesundheitlichen Probleme sind so massiv, dass die Betroffenen das Rollenspiel, das sie lange aufrechterhalten haben, nicht länger praktizieren können. Sie können den Schein nicht mehr wahren. Auch kurze Erholungszeiten oder Urlaube bringen keine Besserung, denn nach der Rückkehr setzen die Symptome sofort wieder ein – falls sie je verschwunden waren.

Sylvia war eine Klientin, die in einem solchen Erschöpfungszustand in die Praxis kam. Sie hatte bereits zwei längere Aufenthalte in psychosomatischen Kliniken hinter sich und eine halbjährige Auszeit vor sich, die sie sich aufgrund ihrer finanziellen Situation erlauben konnte. Sie war der Überzeugung, den klassischen Burnout bereits überwunden zu haben; doch war die innere Leere geblieben. In ihrer beginnenden Auszeit hatte sie versucht, ihr Leben „von allem alten Krempel zu befreien", doch dies hat innerlich zu keiner signifikanten Verbesserung geführt. Sie bezeichnete ihre Symptomatik selbst als „Lebensvisionslosigkeit", ein Ausdruck, der mir bis dahin in dieser Formulierung noch nie begegnet war. Sie wollte einen „Neustart" versuchen, wusste aber nicht, wie sie dies anfangen sollte.

Sylvia war offen für neue Möglichkeiten, blieb aber äußerst vorsichtig, was ihre Initiativen anbelangte, denn die Erschöpfung des Burnout-Syndroms war ihr noch sehr präsent. Sie wollte von mir gewissermaßen neue Perspektiven aufgezeigt bekommen, wohin ihr Weg nun führen sollte. Diese Art Wünsche oder Vorstellungen kennen alle Menschen, die im therapeutisch-heilerischen Bereich tätig sind. Die Verantwortung für Lebensführung und Heilung wird auf den Therapeuten übertragen. Es dauert meist eine gewisse Zeit, bis die jeweilige Person wieder erkennt und bereit ist, die Eigenverantwortung für ihr Leben zu übernehmen.

Sie hatte sich gesundheitlich stabilisiert; ihre Familienverhältnisse waren harmonisch; ihr Berufsleben – sie war Anwältin – hatte sie vorerst ausgesetzt, und sie suchte nach einer neuen Sinnhaftigkeit. Äußerlich sah es weitaus besser aus als innerlich, so dass wir beide Lebenswelten aufgestellt haben.

Ihre Partnerschaft, ihr Sohn, die Kanzlei, die völlige Erschöpfung – dies alles stellten wir in die äußere Ebene. Dann gingen wir die innere Ebene an – und hier blieb nur LEERE. Silvia stand am Rand ihrer Krankheitsaufstellung und war ratlos.

„Was ist mit Ihren Wünschen oder Träumen? Gibt es etwas, worauf Sie sich in der freien Zeit, die vor Ihnen liegt, wirklich freuen?“

„Ich glaube", erwiderte sie nach kurzem Nachdenken, „ich muss in den nächsten Monaten herausfinden, was ich machen will; wie ich leben will. Das macht mir Druck!"

Wir haben daraufhin den „inneren Druck" in die Aufstellung hineingenommen. Als sie sich selbst mit diesem Druck konfrontierte, haben wir versucht, mit einer Atem-Technik diesen Druck zu reduzieren. Nach einigen Minuten mit dieser Übung nahm Silvia wahr, wie sich der Druck verringerte und sie sich entspannter fühlte. Sie gewann den Eindruck, mit dieser Belastung jetzt etwas besser umgehen zu können.

„Ich mache mir den Druck selber. Er entsteht in mir. Wenn ich daran denke, fängt jeder Gedanke mit „ich muss" an!"

Dann fuhr sie mit ihrer Geschichte fort: „Als mein erster Mann, der Vater meines Sohnes, mich vor zehn Jahren verlassen hat, weil wir vollständig unterschiedliche Wege einschlagen wollten, war das anfangs sehr schwierig für mich. Ich war alleinerziehende Mutter mit einem anspruchsvollen Job in einer renommierten Kanzlei. Ich habe alle Kräfte eingesetzt, um mein Leben zu meistern. Als dann einer der Kanzleibesitzer in Rente ging, wurde mir seine Position angeboten. Eine Anerkennung für meine geleistete Arbeit; aber zugleich eine noch größere

Herausforderung. Doch ich war überzeugt, ich würde es schaffen! Dann habe ich mich mit Ende Vierzig noch einmal total verliebt. Karriere toll, Partnerschaft toll, die Kanzlei lief, wir hatten einen hervorragenden Ruf – und das alles gab mir Kraft. Ich merkte erst allmählich, dass ich immer weniger Zeit zu Hause verbrachte. Ich hatte nur meinen beruflichen Erfolg im Kopf. Mein Partner und mein Sohn kamen in meiner persönlichen Rangordnung definitiv nur an der zweiten Stelle. Eines Abends ging ich sehr müde aus der Kanzlei nach Hause. Um Luft zu schöpfen, ließ ich das Auto stehen und ging zu Fuß. Nach ein paar hundert Metern bin ich dann zusammengebrochen: Meine Beine haben gezittert, ich konnte vor Schwäche kaum stehen und bekam unerträgliche Kopfschmerzen. Mein Partner musste mich abholen; ich konnte mich vor Schwäche kaum rühren. Ich wusste nicht, was mit mir los war. An diesem Tag fing de facto mein Burnout an."

Sie hielt einen Augenblick inne, ehe sie fortfuhr: „Inzwischen ist mir klar geworden, dass ich immer perfekt sein wollte. Eine perfekte Kanzlei-Chefin oder eine perfekte Partnerin! Wenn ich für meine Erfolge gelobt wurde, motivierte mich das, nur noch härter für zukünftige Erfolge zu arbeiten. Während mein erster Mann selber ein Karriere-Typ war und eher mit mir rivalisierte, bewunderte mich mein zweiter Mann für meine Arbeit. Umso mehr wollte ich ihm zeigen, wie gut ich war. Ich konnte mein Leben auf jeder Ebene großartig meistern. Ich wollte Sicherheit und Anerkennung. Wollte Karriere und Familie jeweils perfekt meistern. Zumindest glaubte ich, das wären mein wirklichen Ziele."

„Und irgendwann ist Ihnen aufgefallen, dass Sie etwas ganz Wichtiges vergessen hatten."

Sie schaute mich mit einem halb fragenden, halb wissenden Blick an.

„Ich denke, Ihre Seele hat Ihnen eine Botschaft gesandt."

Silvia schwieg lange, ehe sie antwortete: „Ja, irgendwie habe ich mich vergessen. Ich habe zwar ein anscheinend erfolgreiches Leben geführt – aber ich habe nicht wirklich gelebt. Karriere und Perfektionismus, das waren meine Götter. Dabei habe ich alles andere aus den Augen verloren. Im Augenblick weiß ich nicht einmal genau, was ich meine, wenn ich sage, ich habe mich vergessen."

„Bereitet Ihnen denn Ihr beruflicher Erfolg Freude?"

„Nein, überhaupt nicht mehr. Es war eher ein zufriedenes Gefühl über meine perfekte Arbeit. ... Sie haben recht! Stimmt, das habe ich so gar nicht gesehen. Die Freude. Die Freude am Leben hat mir vollkommen gefehlt. Wenn ich überlege, habe ich mich in den letzten Jahren nie über irgendetwas oder irgendwen wirklich gefreut."

Es mag seltsam klingen, aber als das Wort FREUDE in die Mitte der Aufstellung getreten ist, vollzog sich mit Silvia eine signifikante Veränderung. Wir haben dann die „Freude" neben den „inneren Druck" gestellt. Plötzlich nahm sie hinter dem Druck eine verborgene Lebensfreude wahr, die in den letzten Jahren fast vollständig verschüttet war. Freude, so wurde es ihr von Minute zu Minute klarer, kam erst nach dem Perfektionismus.

Dann fiel ihr auch wieder ein, dass das Lebensmotto in ihrem Elternhaus gelautet hatte: „Erst die Arbeit, dann das Vergnügen." Und die Arbeit musste PERFEKT ausgeführt werden. Da völlige Perfektion natürlich auch für Silvia nicht erreichbar war – kam es nie zum Vergnügen! Ihr inneres Streben nach der Perfektion und die daraus resultierende permanente Anspannung ließen es einfach nicht zu, einmal die Schönheit des Lebens zu genießen.

Diese Krankheitsaufstellung war, fast ein Paradoxon, einer jener seltenen Fälle, wo alles „perfekt" zusammenpasste. In dem Augenblick, als Silvia Freude und inneren Druck miteinander aufstellte, ging ihr im buchstäblichen Sinne „ein Licht auf". Dieses Licht warf einen Strahl in ihre momentane Dunkelheit – und die Dunkelheit verschwand im Augenblick. Es war die wunderbare Erfahrung von „heilendem Bewusstsein"!

5.) Das Beziehungs-Drama

Partnerschaften stellen fast immer die größte Herausforderung für geistiges Wachstum dar. Schon allein aufgrund ihrer täglichen Unausweichlichkeit erbauen sie einen permanent vorhandenen Spiegel, in den unaufhörlich und unaufhaltsam hineingeblickt werden muss. Alle Facetten des Menschlichen werden in den immer wieder auftretenden Beziehungs-Dramen erkennbar. Meist zeigt sich, wie viel Egoismus und Angst die Stelle von Liebe und gegenseitigem Respekt eingenommen haben. Wandelt sich der Egoismus sogar zur blanken Aggressivität oder zum abgrundtiefen Hass, zieht die Liebe aus dem Leben der Betroffenen aus und hinterlässt ein Schlachtfeld der Gefühle. Das kreative, harmonische und die Entwicklung beider Beteiligter fördernde Element ist nicht mehr zu erkennen. Die destruktiven Impulse, die oft von beiden Seiten ausgehen, führen dann relativ schnell zu ersten Krankheitssymptomen.

Doris stand in ihrer Beziehung vor einer wichtigen Entscheidung und war der festen Überzeugung, eine Familien-Krankheits-Aufstellung würde ihr in ihrer jetzigen Lebenssituation sicher weiterhelfen. Sie war überzeugt, dass ihre ständig wiederkehrenden schweren Erkältungen, grippalen Infekte und Nasennebenhöhlenentzündungen in unmittelbarem Zusammenhang mit ihrer Partnerschaft standen. Sie musste eine Lösung ihrer Probleme finden.

Doris war seit drei Jahren mit einem Mann liiert, mit dem sie zwar viele gemeinsame Interessen teilte, zu dem aber trotzdem keine wirkliche Nähe aufkommen wollte. Sie wohnten nicht zusammen, weil sie noch zwei Töchter aus ihrer ersten Ehe hatte und nach dem unglücklichen Ausgang eines Patchwork-Experimentes mit ihrer vorhergehenden Partnerschaft kein zweites Fiasko erleben wollte. Ihr aktueller Partner wollte jedoch in ein gemeinsames Haus mit Doris und ihren beiden 17- beziehungsweise 19-jährigen Töchtern ziehen. Er wollte ein „normales Familienleben" führen.

Aufgrund dieses deutlich zum Ausdruck gebrachten Wunsches war es zwischen dem Mann und den beiden Töchtern immer wieder zu teils heftigen Auseinandersetzungen gekommen. Die Töchter brachten dem Partner ihrer Mutter bei jedem Besuch weniger und weniger Respekt entgegen. Sie behandelten ihn wie einen Fremden, der in eine geschützte Privatsphäre einzudringen versuchte. Sie kritisierten auch ihre Mutter, sie mit einem Partner zu konfrontieren, den sie ablehnten und der ihrer Mutter, so meinten sie, nicht „würdig" sei.

Doris war eine sehr kreative Künstlerin, die als Kuratorin in einer Galerie arbeitete. Ihr Partner kam aus einfachen Verhältnissen, hatte in der Verwaltung als Angestellter gearbeitet und zeigte wenig bis gar keine künstlerischen Interessen. Vor allem dieses Desinteresse warfen die beiden Töchter ihm und auch ihrer Mutter vor. Das führte in der Konsequenz dazu, dass die beiden jungen Frauen in Gegenwart Dritter hämische und abfällige Bemerkungen über den Partner ihrer Mutter machten. Die Situation wurde immer unerträglicher, und Doris fühlte sich zerrissen, auf welche Seite sie sich stellen sollte. Sie nahm sich als zutiefst unglücklich und innerlich zerrissen wahr, so dass es nicht verwundern konnte, dass sich erste Entzündungen und dann ständig wiederkehrende fiebrige Erkältungen einstellten. Ihre Seele konnte dem ständigen Stress nicht mehr standhalten und drückte diese Belastung durch Krankheiten aus.

Wir begannen, die familiäre Situation von Doris aufzustellen und die aktuellen Krankheitssymptome mit einzubeziehen. Als sie die Aufstellung betrachtete, meinte sie, sie würde am liebsten wegrennen und den Konflikten ausweichen, weil sie alle nichts mit ihr zu tun hätten. Es seien ihre Töchter, welche sämtliche Konflikte initiieren würden; denn mit ihrem Partner allein käme sie schon zurecht. Es sei, so ihre Wahrnehmung, ein „klassischer Mutter-Töchter-Konflikt", hervorgerufen durch den neuen Partner in ihrem Leben. Die Töchter wollten den neuen Partner ihrer Mutter nicht akzeptieren und unternahmen alles, damit dieser nicht ein „fester Bestandteil“ ihrer Familie wurde.

Ich wollte Doris in dieser Phase der Aufstellung nicht widersprechen – und so fuhren wir fort, nach den Ursachen zu suchen. Es ging uns schließlich darum, eine Lösung für die schwierigen Verhältnisse zu finden. Je länger die Aufstellung ging, desto mehr Ursachen kamen zum Vorschein und desto verwirrender schien die Gesamtsituation sich darzustellen. Als die Unklarheit immer seltsamere Züge anzunehmen begann, warf Doris plötzlich ein Wort in den Raum: „Schuldgefühle!“

Wir nahmen diese „Schuldgefühle“ mit in die Aufstellung – und plötzlich entwickelte sich ein gänzlich neue Dynamik. Je intensiver sich Doris mit diesen Schuldgefühlen zu befassen begann, desto deutlicher wurden ihr die Zusammenhänge ihrer gegenwärtigen Konflikte.

„Jetzt wird es mir klar! Es ist mein Schuldgefühl, was mich in meinem Handeln permanent antreibt. Ich wollte für meine Töchter immer eine „Familie aufbauen“. Ich fühlte und fühle mich schuldig, dass mir dies immer wieder misslang. Sie hatten nie eine echte Familie. Ich bin aus meiner Ehe weggegangen, weil mein Mann und ich nicht mehr in derselben Welt lebten. Es war mein

Wunsch, die Scheidung einzureichen, damit jeder seinen eigenen Weg gehen konnte. Allerdings habe ich die Beziehung meiner Töchter zu ihrem Vater immer unterstützt. Ich wollte einfach mein Leben leben, nach den Werte und Idealen, die mir wichtig waren. Die klassische Rollenverteilung in einer Familie, die mein damaliger Mann verteidigte, lehnte ich ab. Ich fühlte mich darin gefangen und unfrei. Also nahm ich meine Töchter mit, und wir beide teilten uns das Sorgerecht.

Vor acht Jahren begann ich dann eine neue Partnerschaft. Mein damaliger Partner hatte ebenfalls eine Tochter, und ich war überzeugt, unsere Patchwork-Familie würde funktionieren. Am Anfang lief auch alles gut, und ich formte die „Familie“, die ich mir immer gewünscht hatte. Nach zwei Jahren allerdings, als alle drei Mädchen in die Pubertät kamen, begannen die Schwierigkeiten. Es liefen regelrechte Machtkämpfe ab und heftige Rivalitäten brachen aus – und mein Partner und ich immer dazwischen. Wieder und wieder liefen heftige Streitereien zwischen allen Beteiligten, und wir waren weit entfernt von einem harmonischen Zusammenleben. Als wir nach drei Jahren dann schließlich unserer Wege zogen, war es wie eine Befreiung. Doch gleichzeitig trieben mich wieder Schuldgefühle um, meinen beiden Töchtern keine „heile Familie“ geboten zu haben, sondern sie vielmehr in meine Beziehungskonflikte hineingezogen zu haben, die sie nicht hätten durchleiden müssen, wenn ich diese Beziehung gar nicht erst eingegangen wäre. Ich hatte aber ehrlich gehofft, wir könnten eine neue Familie bauen. Aber wenn ich es heute betrachte, dann war es „Horror pur"!"

„Und jetzt stehen Sie erneut vor derselben Herausforderung, eine Beziehung zu leben, die sowohl Ihren Wünschen als auch den Vorstellungen Ihrer Töchter entspricht. Vielleicht müssen Sie die Möglichkeit ins Auge fassen, nach einem ganz neuen Modell zu suchen?"

Doris schaute mich erstaunt an: „Ein anderes Modell? Was meinen Sie damit? Allein bleiben? Auf einen neuen Partner warten? Das will ich beides nicht!"

Dann habe ich, um noch mehr Dynamik in die Aufstellung zu bekommen, Doris gefragt, ob wir einen Rollentausch vornehmen können. Sie war einverstanden.

Wenn ich die Rolle ihrer Seele einnahm und mich in die Mitte der Aufstellung begab, dann überkam mich ein verzweifeltes und völlig erschöpftes Energiefeld. Die tiefe innere Enttäuschung brach sich in ihren ständig wiederkehrenden Grippeerkrankungen und Entzündungen irgendwie Bahn. Sie sah sich nicht in der Lage eine Entscheidung pro Partner oder pro Töchter zu fällen – oder umgekehrt. Beide Aspekte ihres Lebens waren ihr wichtig – und sie brachte sie nicht unter einen Hut. Alle Beteiligten beharrten auf ihren ‚Rechten' und waren nicht bereit, um einer harmonischen Lösung willen zurückzustecken. Ganz im Gegenteil: Je mehr sich Doris bemühte, desto stärker wurde der Widerstand von allen Seiten. Misstrauen und Missverständnisse gaben sich regelmäßig die Hand und hinterließen schlechte Stimmung.

So wuchs in Doris permanent das Schuldgefühl, weder eine gute Mutter noch eine gute Partnerin zu sein. Wer war sie eigentlich selber in diesem Wechselspiel der Kräfte? Das war die Frage, nachdem ich aus meiner „Doris-Rolle" herausschlüpfte.

Für Doris ging es, das war deutlich zu sehen, hauptsächlich darum, in der allgemeinen egoistischen Verirrung herauszufinden, wer SIE SELBST war und was sie in ihrem Herzen wollte. Sie musste sich finden und nicht immer nur eine Rolle spielen. Es ging um ihre innere Klarheit und nicht um irgendwelche Schuldgefühle den anderen Beteiligten gegenüber.

Auch für ihre Töchter war es wichtig, eine Mutter zu haben, die selbstbewusst war, ihr Leben einschätzte und dann frei und achtsam handelte. Das war das Vorbild, was den Töchtern auf ihrem Lebensweg eine Orientierung vermitteln könnte. Die Töchter suchten ein echtes Vorbild, und letztlich würde auch ein Partner nur bei einer sich selbst wertschätzenden Frau bleiben können. Von seinem eigenen Rollenverständnis in einer Beziehung der neuen Zeit einmal ganz abgesehen. Das neue weibliche Selbstbewusstsein muss sich nichts mehr beweisen; und noch weniger sollte es sich von „Schuldgefühlen" – welcher Art auch immer – fremdbestimmen lassen.

Nach einer kurzen Diskussion haben wir neben die „Schuldgefühle" eine neue Kraft gestellt, die wir „Selbstbewusstsein und Selbstsicherheit" genannt haben. Diese Veränderung der Aufstellung löste unmittelbar große Erleichterung bei Doris aus. Zugleich empfand sie den starken Impuls, ein wirklich offenes, direktes und klärendes Gespräch mit ihren Töchtern und mit ihrem Partner führen zu wollen. Es konnte nur eine Lösung geben: Neue energetische Freiräume für alle Beteiligten. Es musste einen Weg geben, um in gegenseitigem Respekt eine neue Offenheit zu schaffen. Sie würde diejenige sein, die den ersten Schritt zu machen hatte.

Das war auch das scheinbar unspektakuläre Finale der Aufstellung. Man könnte geneigt sein zu glauben, das hätte man doch auch mit ein paar Worten so erreichen können; aber das wäre ein großer Irrtum. Eine Veränderung kann nur dadurch erfolgen, dass die Beteiligten zu einer tiefen Einsicht gelangen. Im Fall von Doris konnte nur eine Verbesserung des Ist-Zustandes erfolgen, wenn sie zu einer neuen Kräfte schenkenden Einsicht gelangte und mit dieser Kraft eine Veränderung auf der weltlichen Ebene einleitete. Entschieden und energisch!

Nach sechs Wochen kam Doris zu einer Nachbesprechung: Ihr Partner hatte seine Einwilligung gegeben, von einem Zusammenziehen Abstand zu nehmen. Es sollte jetzt mehr Zeit an gemeinsamen Wochenenden gefunden werden. Die Töchter würden dafür gegebenenfalls äußeren Raum schaffen. Mit der Einsicht in ihre Schuldgefühle konnte Doris problemlos auf die Idee einer FAMILIE verzichten und auf Beziehungen zusteuern, die für alle nährend und aufbauend sein würde. Dann überraschte sie mich mit einer wundervollen Aussage: „Die Liebe hat nichts mit Schuldgefühlen zu tun, das ist mir bei der Aufstellung deutlich bewusst geworden. Man denkt, man tut den anderen etwas Gutes, aber man hält nur an alten Mustern fest. Dadurch vergisst man, sich selbst zu lieben und an seine eigene seelische Kraft zu glauben. Lieben, ohne etwas festhalten zu wollen, das war für mich die Erkenntnis der Aufstellung! Und ich lerne immer noch dazu."

Doris wirkte auf mich kraftvoll, entschlossen und voller neuem Lebensmut. Die äußere Veränderung war erstaunlich, wenn man die eigentlich nur kleine Änderung in ihrem Bewusstsein heranzog. Aber manchmal bedarf es nur eines kleinen Perspektivenwechsels, um zu einer dramatischen Veränderung im Bewusstsein zu finden. Trotzdem, das darf an dieser Stelle festgehalten werden, würden wir gesellschaftlich schnellere Fortschritte erzielen, wenn Männer und Frauen sich früher und entschiedener von alten Rollen- oder Partnerschaftsmodellen lösen würden. Die noch stark ausgeprägte Ängstlichkeit, die Erwartungen des Partners/der Partnerin nicht zu erfüllen, steht einer tragfähigen und inspirierenden Partnerschaft oft im Wege. Und damit kann auch Liebe nicht fließen. Es ist wirklich an der Zeit, neue Wege des Zusammenlebens herauszufinden – und dies kann jeder Mensch nur für sich selber tun.

6.) Suchtgefahren

Krankheitsaufstellungen verlaufen oft nicht gradlinig und benötigen manchmal eine längere, vertrauensvolle Zusammenarbeit, bis sich eine Situation klären lässt und eine Lösung für alle beteiligten Personen am Horizont aufleuchtet. Es scheint mir, dass erst dann, wenn ein echtes „Heilungsfeld“ aufgebaut worden ist, genügend heilende Kräfte vorhanden sind, um eine nachhaltige Heilung oder Veränderung einer Familienkonstellation auszulösen.

Der Fall eines drogenabhängigen jungen Mannes setzt bei seiner Mutter an, die lange arbeitslos war und unter einer Depression litt, weil sie im Leben versagt zu haben glaubte. Sie kam zu ihrer ersten Familienaufstellung, als sie gerade wieder ein neues Beschäftigungsverhältnis eingegangen war. Sie wollte in ihrem Leben neu „durchstarten“ und meinte, die Aufstellung könnte ihr dabei helfen.

Der neue Job hat viel Mut in ihr freigesetzt, um alte Ängste und Unterdrückungen, die ihr in ihrer Familie zugefügt worden waren, endlich loszulassen. Auch die alten Schuldgefühle, die ebenfalls auf die Ursprungsfamilie zurückgingen und sie als alleinerziehende Mutter belastet hatten, wollte sie hinter sich lassen, um ihrem Sohn in seiner aktuellen schwierigen Lebensphase zur Seite stehen zu können.

Ihr Sohn, der inzwischen achtzehn Jahre alt geworden war und noch bei ihr wohnte, schien ein entscheidender Teil ihrer Lebensproblematik zu sein. Als sie sich in der Aufstellung ihrem Sohn zuwandte, brach sie sofort in Tränen aus. Ihre ganze Kraft, sich alten Problemen zu stellen und sie zu lösen, war wie weggeblasen. Sie schluchzte, hielt sich die Hände vor ihr Gesicht und stotterte etwas Unverständliches. Dann brach es aus ihr heraus: „Ich schäme mich so sehr. Ich schäme mich ganz schrecklich. Es ist alles meine Schuld!“

Es dauerte eine Weile, bis sie sich beruhigte und wieder zu klaren Sätzen fähig war. Sie erzählte dann, dass ihr Sohn von Drogen und Alkohol abhängig war, ihr dadurch oft aggressiv begegnete und zudem keine Schule abschließen konnte und keine Arbeit fand. Das hatte Mutter und Sohn in eine kritische Lage gebracht. Zwei Jahre lang hatte sie für ihn an allen Fronten gekämpft und mit mehreren Lehrern und Schulleitern gestritten; doch nun war ihr die Kraft ausgegangen. Sie wollte, dass ihr Sohn zu einem normalen Leben zurückfand, damit auch sie ihrer neuen Tätigkeit Aufmerksamkeit und Energie zuwenden konnte. Die ständigen Fehlschläge im Leben ihres Sohnes waren für sie eine große Belastung, denn sie gab sich an seinem Scheitern zumindest eine Mitschuld. Die Probleme hatten in seiner Pubertät begonnen, und in dieser Zeit konnte sie sich ihm, bedingt durch ihre eigene Krise, nicht genügend zuwenden. Sie hatte getan, was sie konnte – aber es war wohl, so glaubte sie, nicht genug gewesen.

Der Junge hatte seinen Vater nie kennengelernt. Er war aus einer flüchtigen Affäre entstanden, die sie ihrem Sohn gänzlich vorenthalten hatte. Er wusste nichts über seinen Vater und war nahezu gänzlich ohne männliches Rollenbild aufgewachsen. Eine natürliche väterliche Autorität hatte er nie verspürt.

Wir haben uns zuerst ausführlich mit ihrem Schuldgefühl gegenüber ihrem Sohn befasst. Sie bedurfte zuerst einer natürlichen Rückbeziehung auf ihre eigene Kraft, unabhängig von allen äußeren Konflikten. Das gelang uns recht gut, so dass sie schon bald einräumen konnte, sie habe auf ihren Sohn alles das projiziert, was sie in ihrer Familie nie erhalten hatte. Sie wollte ihm Schutz, Stabilität und ein Zuhause schenken, alles das, was sie selbst schmerzlich vermisst hatte. Daran war sie aber, so ihre Einschätzung, völlig gescheitert.

Jetzt stand sie vor einem neuen Aufbruch, aber die ungesunde Abhängigkeit zwischen Mutter und Sohn war noch nicht gelöst. Zudem bedurfte der Sohn professioneller Hilfe in einer umfassenden Therapie, um von Drogen und Alkohol wieder loszukommen. Sie war fast erschrocken, als ihr diese Einsicht während der Aufstellung kam. Sie hatte erstens geglaubt, dies sei auch ihre Aufgabe, und zweitens fürchtete sie sich, diese Probleme nach außen dringen zu lassen. Sie sah jetzt die Notwendigkeit, sich Hilfe von außen zu holen.

Dies war die Einsicht, mit der sie mich verließ. Sie sagte zum Abschied: „Gänzlich unerwartet, aber es fühlt sich richtig an. Stimmig, auch wenn es sehr schwierig für mich war."

Überraschenderweise rief ein paar Tage später der Sohn an, um einen Termin zu vereinbaren. Er stand vor einem wichtigen Vorstellungsgespräch, das er unbedingt erfolgreich bestehen wollte – und litt unter Panikattacken.

Er kam in Begleitung seiner Mutter, die uns aber nach wenigen Minuten alleinließ. Er wiederholte gleich am Anfang, es ginge um seine Panikattacken, die er in den Griff bekommen müsse. Ich erklärte mich bereit, diese aufzustellen, deutete aber bereits zu Beginn an, es könne vielleicht auch um andere Themen gehen. Wir vereinbarten, spontan vorzugehen und zu schauen, was sich noch ergeben würde.

Wir gingen behutsam vor, und er arbeitete sehr engagiert und mit großer Offenheit mit. Bereits nach kurzer Zeit stießen wir auf eine ihn extrem belastende Situation in seiner Kindheit: Seine Mutter war schwer erkrankt und holte keine Hilfe. Er hatte das Gefühl, er sei für ihr Wohlergehen ganz allein verantwortlich. Auch in der Schule wagte er es nicht, von der Erkrankung seiner Mutter zu sprechen. Er hatte aber permanent schreckliche Angst, sie könne sterben und er müsse ins Kinderheim. Er gestand dann ein, dass diese Ängste immer wieder aufträten und er dann Drogen nähme, um sie ertragen zu können. Er meint sogar aus eigenen Stücken, er habe den Eindruck, die Drogen würden die Panikattacken noch verschlimmern.

Dem Vorschlag, eine Entzugs-Therapie durchzuführen, stand er eher ablehnend gegenüber. Er war der Meinung, er habe seine Situation im Griff und wolle selbst entscheiden, was er tat oder nicht tat.

Jetzt müsse er das Bewerbungsgespräch meistern, dann würde alles besser laufen.

Wir arbeiteten daran, und als er nach zwei Stunden gut gelaunt und sehr optimistisch die Praxis verließ, bat ich ihn, sich nach dem Bewerbungsgespräch doch bei mir zu melden. Was er nicht tat.

Ich hatte ein ungutes Gefühl, was seine unmittelbare Zukunft anbelangte. Menschen wie er neigen dazu, sich selbst völlig falsch einzuschätzen und bei einem Fehlschlag einen großen Zusammenbruch zu erleiden.

Nach sechs Wochen hat er sich dann doch gemeldet und für sein verspätetes Antworten entschuldigt. Das Bewerbungsgespräch war ein komplettes Fiasko gewesen, so dass er den Job natürlich nicht bekommen hatte. Er war danach völlig abgestürzt und in einen Drogen- und Alkoholexzess untergetaucht. Jetzt war er aus der Krise zurück und hatte eingesehen, dass er Hilfe benötigte. Er wollte mit dem Geld, das ihm ein Onkel angeboten hatte, eine Therapie beginnen.

Er meldete sich dann erneut aus seiner stationären Behandlung und klang zuversichtlich. Diesmal schien er tatsächlich auf dem richtigen Weg zu sein. Am Ende unseres langen Gespräches fragte er: „Wenn ich wieder auf stabilen Füßen stehe, kann ich dann noch einmal zu einer Aufstellung kommen? Diesmal möchte ich aber nicht an meinen Panikattacken arbeiten, sondern möchte meine Lebensvision aufstellen. Kann man auch seine Lebensvision aufstellen?“ Ich versprach, dies mit ihm zu tun, und bin zuversichtlich, dass er eines Tages vor meiner Tür stehen wird.

Eine Krankheitsaufstellung muss nicht immer sofort die Lösung eines akuten Problems bewirken. Manchmal wird nur ein morphogenetisches Feld getriggert und ein Samenkorn in die Seele gelegt. Allmählich kommt es dann zu einer Veränderung der eigenen Denkweise, wodurch neue Perspektiven aufleuchten und zu einer veränderten Handlungsweise rufen. Wie schnell diese Prozesse verlaufen, ist individuell sehr unterschiedlich. Manchmal kommen Menschen nach einer ersten Krankheitsaufstellung schon nach wenigen Monaten erneut, um ganz andere Themen zu bearbeiten; manchmal melden sie sich erst nach Jahren.

Eine Krankheitsaufstellung macht unmissverständlich klar: Heilung geschieht im Bewusstsein. Das Bewusstsein jedes Einzelnen enthält den Schlüssel, um von der Disharmonie zur Harmonie zu wechseln, von der Krankheit zur Gesundheit.

5

Salutogenese – Ein neues Gesundheitskonzept

Das Ziel einer Krankheitsaufstellung ist es nicht nur, die Sinnhaftigkeit einer Krankheitssituation zu erkennen und die Botschaft der Erkrankung zu entschlüsseln, sondern es geht auch darum, einen neuen Raum für eine veränderte Perspektive im Leben eines Menschen zu erschließen. Bei einer Krankheitsaufstellung geht es auch um das Entdecken des eigenen inneren Potenzials.

Am Anfang des Prozesses sind sich alle Aufstellenden in einem einig: Sie wollen die schmerzhaften Beschwerden oder die belastenden Lebenssituationen nicht mehr länger ertragen. Sie wollen die dunkle Vergangenheit hinter sich lassen und in ihrem Leben möglichst ganz neu beginnen. Dies ist ein ganz natürlicher Wunsch, der aber als Grundvoraussetzung erfordert, die zumeist vorherrschende Angst in Vertrauen umzuwandeln. Dieser

Transformationsprozess stand im Mittelpunkt der meisten Krankheitsaufstellungen, an denen ich teilgenommen oder die ich selbst durchgeführt habe. Der Schlüssel für eine gelungene Verwandlung bestand sehr häufig in einem radikalen Wechsel der Blickrichtung: Solange die Aufmerksamkeit und seelische Zuwendung noch der Vergangenheit gilt, kann keine Verwandlung geschehen. Erst wenn die ganze Konzentration und die Sammlung aller inneren Kräfte sich auf das JETZT richten, geschieht die positive Wende. Ohne die Ausrichtung auf das JETZT wird vielfach die schlechte Vergangenheit auch noch in die Zukunft projiziert, so dass eine positive Neuausrichtung durch die Projektion verhindert wird. Man erinnert sich an das Schlechte und befürchtet, es könne einem auch in der Zukunft wieder begegnen.

Doch Achtung: Wenn man die Angst im Jetzt wahrnimmt, ist sie noch nicht überwunden. Sie ist immer noch ein Produkt der Erinnerung! Erst wenn sie von einem gesunden Ich in Vertrauen und Liebe transformiert wird, kann sie sich auflösen. Dieses „gesunde Ich“ weist eine unbegrenzte Offenheit für das LEBEN auf und enthält in sich jene Selbstheilungskräfte, welche die Schatten der Krankheit durch LICHT transformiert. Seltsamerweise fokussiert sich das menschliche Alltagsbewusstsein viel stärker auf das Vermeiden des Negativen, statt sich auf die Stärkung des Positiven auszurichten. Das Negative ist in diesem Fall keine Kraft an sich, sondern nur die Abwesenheit des Positiven. Das Negative ist aber nicht nutz- oder sinnlos, sondern es enthält eine Botschaft. Es hat eine Mission übernommen. Die Mission lautet: Die Botschaft von der Sinnhaftigkeit allen Geschehens zu überbringen! Nichts widerfährt dem Menschen, was nicht seiner geistigen Entwicklung dient. So kann selbst die Angst zum Motor werden, um alle inneren Kräfte zu ihrer Überwindung freizusetzen. Es gilt die alte hermetische Weisheit: „Wer starke negative Kräfte entwickelt hat, besitzt auch die Fähigkeit, diese in noch stärkere positive zu verwandeln!“ Man kann dieses Geschehen auch als „Selbstheilung“ bezeichnen. Die Krankheitsaufstellung spielt in diesem Zusammenhang die Rolle eines „Seelenspiegels“. Beim Hinschauen auf das aufgestellte eigene Leben oder die spezielle Krankheitssituation öffnet sich vielfach auch das Tor zur Freisetzung der eigenen seelischen Heilungskräfte. Auch hier bestätigt sich die schon erwähnte Gesetzmäßigkeit: „Heilung geschieht im Bewusstsein!“

Wer sich im weiteren Sinn in den letzten Jahren mit dem Thema „Energiemedizin“ befasst hat, wird schon auf die Begriffe „Salutogenese“ oder „Resilienz“ gestoßen sein. Es sind zwei Konzepte, die sich daran orientieren, sich nicht auf die Überwindung der Krankheit, sondern auf die Stärkung der Gesundheit zu konzentrieren.

Das Modell der Salutogenese geht auf den israelisch-amerikanischen Medizinsoziologen Aaron Antonovsky (1923-1994) zurück. Es fokussiert sich auf die aufbauenden Kräfte im Menschen, auf die Stärkung der Vorstellung von völliger Gesundheit. Sie ist schon verbal der Gegensatz zur Pathogenese, die sich auf die Entstehung von Krankheiten ausrichtet. Wenn man an seiner Gesundheit interessiert ist, wird man sich, so möchte man meinen, doch eher dieser als seinen Krankheiten zuwenden!

Die Salutogenese wird von drei Begriffen geprägt:

Verstehbarkeit – Bewältigbarkeit – Sinnhaftigkeit

Diese Dreiheit steht auch bei jeder Krankheitsaufstellung im Mittelpunkt. Es geht um die Fähigkeit, Zusammenhänge zwischen verschiedenen scheinbar unzusammenhängenden Geschehnissen im eigenen Leben herzustellen. Kein Ereignis darf isoliert betrachtet werden. Alles ist mit allem verbunden. Man mag über die digitale Vernetzung denken, was man mag, sie symbolisiert aber, für jeden unmittelbar ersichtlich, auf welche Weise alles mit allem verbunden ist. „Wie außen so innen", könnte man das hermetische Gesetz zitieren.

Wer jahrelang unter Stress und Angst lebt, wird irgendwann die gesundheitlichen Auswirkungen dieser Belastungen spüren. Den meisten Menschen ist dieser Zusammenhang völlig bewusst, sie sehen nur keinen Ausweg aus dieser Kausalkette. In einer Krankheitsaufstellung bekommt man die Gelegenheit, gleichsam wie von außen, diese Zusammenhänge anzuschauen und mögliche Lösungen zu erarbeiten. Wobei *Lösung* hier im doppelten Sinne zu verstehen ist: Als Ablösung von ungesunden Bindungen und als Lösung des Problems! Es genügt häufig, Lebensverknüpfungen einmal von außen zu betrachten, um eine Opfer-Rolle zu erkennen und sich aus ihr zu befreien. Mit dem Ablegen dieser als schicksalshaft empfundenen Belastung holt sich der Einzelne seine Eigenverantwortung zurück. Er ist nicht länger Opfer der Umstände, sondern Eigengestalter seines täglichen Lebens. Die eigene Lebenskraft, die ja identisch mit der universellen Heilungskraft ist, steht dann wieder vollumfänglich zur Verfügung.

Wenn ich die vielen unendlich verschiedenen Krankheitsbilder der unendlich verschiedenen Persönlichkeiten betrachte, die seit Jahren in meine Praxis kommen, dann muss ich anerkennen, dass es offensichtlich keine eindeutige, allgemein gültige Gesetzmäßigkeit in der Art und Ausdrucksform der Erkrankung gibt. Manche Menschen können jahrelang übelste Belastungen und Unterdrückungen aushalten, ohne erkennbar zu erkranken.

Andere wiederum brechen schon unter der geringsten Belastung geradezu zusammen. Hier lassen sich keine allgemein verbindlichen Kausalzusammenhänge herstellen. Daher verbietet es sich auch, zu vergleichen und zu bewerten. Ein „stell Dich doch nicht so an“ verbietet sich unter allen Umständen. Manchmal habe ich auch den Eindruck, eine aktuelle Belastungssituation löst nur einen Prozess aus, der über viele Jahre, unerkannt, unter der Oberfläche geschlummert hat. Vielleicht wacht über allem eine seelische Instanz, die den genau rechten Zeitpunkt erkennt, um einen Heilungsprozess auszulösen.

Die Bewältigbarkeit drückt aus, dass der Einzelne in der Lage ist, die Herausforderung durch die Geschehnisse anzunehmen. Er besitzt die Fähigkeit, das Erkannte umzusetzen und in die Meisterung des Alltags einfließen zu lassen. Die Vergangenheit muss nicht länger wie ein Damoklesschwert über der Gegenwart schweben, sondern kann durch die Ausrichtung auf das Neue aufgelöst werden.

Wenn man beispielsweise als Erwachsener noch immer Wut oder Aggressivität gegenüber einem Elternteil verspürt, muss nicht notwendigerweise die ganze Ursachenkette des elterlichen Fehlverhaltens aufgearbeitet werden, sondern es ist sinnvoller, sich innerlich für

Vergebung zu öffnen und nach vorne zu schauen. Verstehen kann zu Vergebung führen. Vergebung führt zu Heilung.

Die Ausrichtung auf die eigene innere Kraft ist der Schlüssel zur Selbstheilung. Die Rückwendung zur alten Verletzung hindert am Voranschreiten in eine lichtere Zukunft. Das eigene Ich kennt die Verletzung. Es muss nicht wieder und wieder darüber informiert werden. Es kann die Aggressivität hinter sich lassen, wenn es sich nur auf die liebevolle und achtsame Gegenwart auszurichten vermag. Dazu bedarf es, bildlich gesprochen, nur des Umlegens eines Schalters. Dies ist allerdings auch eine *bewusste* Handlung. Kommt also eine alte Verletzung wieder hoch und will sich in Aggressivität äußern, dann lässt sie sich durch Anschauen und Rückbesinnung auf die innere Licht- und Heilkraft im Moment zurückweisen und verwandeln. Es geht um die einfache Methode des Sich-Selbst-Beobachtens. Die Krankheitsaufstellung hilft dabei, durch ein Nach-außen-stellen des Problems, diese Methode ständig leichter und effektiver anzuwenden. Mit der Zeit wird das auslösende Aggressionsmuster immer schwächer, weil die Kräfte von Verzeihen, Vergeben und Lieben stärker werden.

Bewältigbarkeit bedeutet also, darüber zu reflektieren, über welche eigenen Stärken und Kräfte man verfügt, um alle herausfordernden Situationen oder Geschehnisse zu meistern. Man ist einem Konflikt nicht ausgeliefert, sondern man hält das Heft des Handelns in den eigenen Händen. Was einst eine Schwäche war, wird so zu einer inneren Stärke verwandelt. Aus der Opfer-Rolle wächst man in eine selbstbewusste Gestalter-Rolle; von der Aggressivität löst man sich, indem man sie in Liebe und Vergebung transformiert. Alles Leben ist letztlich Verwandlung!

Die Sinnhaftigkeit wurde auf den vorstehenden Seiten bereits mehrmals thematisiert. Sie gründet auf der Überzeugung, dass es auch im Krankheits- beziehungsweise Heilungsgeschehen keinen Zufall gibt. Auch im Konzept der Salutogenese stößt man auf die philosophische Grundfrage: Entweder es ist alles auf Zufall basierend, oder allem Geschehen liegt ein – möglicherweise nicht auf den ersten Blick erkennbarer – tieferer Sinn zugrunde. Wenn Sie tatsächlich glauben, bei Ihrer letzten Grippe haben Sie unglücklicherweise die falschen Hände geschüttelt oder bei dem kleinen Unfall war es einfach Pech – zur falschen Zeit am falschen Platz – dann wird Sie das hier dargelegte Konzept natürlich nicht überzeugen. Allerdings hätten Sie dann wohl das Buch nicht gekauft!

Die Frage nach der Sinnhaftigkeit in der Salutogenese ist also ein relativ intimer. Sie konfrontiert den Menschen sehr direkt mit seinem Weltbild, mit seiner persönlichen Weltanschauung. Falls die Sinnhaftigkeit bejaht wird, gibt es keine Fluchtmöglichkeit mehr. Niemand von außen – böser Vater, üble Schwiegermutter, die Kirche oder der Chef – ist schuld an Ihrer Misere. Eigenverantwortung ist von nun an gefragt. Sie sind nicht das Opfer böser Mächte, sondern Sie stehen in der Mitte des Geschehens. Allerdings haben Sie auch Ihre Freiheit auf absolute Weise wieder zurückerhalten.

Es ist überzeugend nachgewiesen worden, dass Menschen, die keinen Sinn in ihrer beruflichen Tätigkeit, ihrer Beziehung oder im Leben allgemein sehen, signifikant häufiger erkranken und innerlich instabiler sind. Diese Gruppe von Menschen weist auch einen hohen Prozentsatz an Depressionspatienten auf. Die Frage nach einem sinnhaften oder einem sinnlosen Leben ist für eine gute Gesundheit von essenzieller Bedeutung!

Bedauerlicherweise sind in der gegenwärtigen westlichen Gesellschaft die Werte stark verrutscht – von innen nach außen. Wer heute nach seinen Lebenswerten befragt wird, erhält nicht selten Antworten wie: Wirtschaftlicher Erfolg, materielle Sicherheit und gesellschaftliche Anerkennung: Besser stellvertretender Vorsitzender in einem der zahllosen Vereine oder einer

Partei als liebevoller Partner in einer Beziehung. Statt „Love and Peace“ sind wir zu „Geiz ist geil“ degeneriert. Vom Woodstock-Spirit sind wir in weiten Kreisen zur „Schnäppchen-Generation“ verkommen. Wo wird eine Gesellschaft enden, in der es zu einem solchen „Verlust der Werte“ gekommen ist? Erkennt jemand noch irgendetwas „Soziales“ in den Social Media? Was nützen 2547 Freunde im Netz, wenn niemand da ist, wenn Sie sich den Arm gebrochen haben? Der Schein hat das Sein übernommen; und es steht zu befürchten, dass dies der allgemeinen Gesundheit nicht sehr zuträglich ist.

Die Fragen nach Sein und Sinn treten aber urplötzlich wieder in den Vordergrund, wenn eine schwere Erkrankung auftritt. Man könnte geneigt sein, hier wieder die alte Weisheit Meister Eckharts zu zitieren: „Leid leitet!“ Das Leid leitet hin zu einem Erwachen, zu einem Erwachen in die Wirklichkeit. Aus einer Schein-Wirklichkeit vermag niemand die Kraft zu schöpfen, um sich einer schweren Krankheit zu stellen – und sie zu überwinden. Das wahre Ich weiß genau, was Wahrheit und was Schein ist – daher kann niemand es belügen.

In jeder Krankheitsaufstellung kommt die beteiligte Person irgendwann an den Punkt, wo die Sinn-Frage in den Mittelpunkt rückt. Sie weitet den Blick und rückt das Gesamtgeschehen in das Bewusstsein. In dem Augenblick, wo eine erkrankte Person aus ihrer Tiefe heraus erkennt, dass ihre Krankheit entscheidend etwas mit ihr zu tun hat und ihr weiterhelfen will, ist der Weg zum Guten meist unumkehrbar beschritten. Die gefundene Antwort auf die berühmte „Warum-Frage“ setzt so viel Energie frei, dass der Heilungsprozess eine entscheidende Beschleunigung erfährt. Die oft langen Leiden von Menschen, die mittelbar oder unmittelbar an einem Katastrophen-Geschehen (Unglück, Attentat etc.) beteiligt waren, hängen in einem erheblich Ausmaß damit zusammen, dass sie nie eine Antwort auf die „Warum-Frage“ erhielten. Manchmal genügt es bereits, ihnen die Alternative des Zufalls- oder Sinnhaftigkeits-Weltbildes vor Augen zu führen, um ihnen weiterzuhelfen. Es ist verblüffend, wie wenige Menschen überhaupt ernsthaft über diese Alternative nachgedacht haben. Fragt man sie, ob sie denn tatsächlich glauben, dass dieses und jenes Ereignis in ihrem Leben „rein zufällig“ geschehen ist, dann verneinen sie die Frage zwar zumeist – vor allem wenn es den Lebenspartner betrifft – aber sie ziehen aus dieser Zustimmung zur Sinnhaftigkeit keinerlei weltanschauliche und schon gar nicht gesundheitliche Konsequenzen.

Leider lassen sich Menschen auch allzu leicht entmutigen, wenn sie, etwa im Rahmen einer Krankheitsaufstellung, nicht sofort eine Antwort auf ihre ganz persönliche „Warum-Frage“ erhalten. Eine Familienaufstellung ist aber kein Channeling. Es geht nicht um Zukunftsvorhersagen oder mediale Botschaften, sondern um SELBSTERKENNTNIS. Diese vollzieht sich manchmal in kleinen Schritten – gerade bei chronischen Krankheiten. Oft findet sich dann die entscheidende Antwort oder Einsicht am Ende eines Prozesses, der möglicherweise einige Jahre in Anspruch genommen hat. Hier gilt es, auch die kleinen Schritte zu würdigen und den Glauben an den letztendlichen Erfolg niemals zu verlieren.

Vielleicht noch ein Hinweis zum Schluss: Ihre Krankheit ist nicht Ihr Feind! Sie müssen diesen Feind nicht besiegen, sondern Sie dürfen ihn als gütigen Lehrer betrachten. Er will Ihnen nur helfen, Ihre eigenen inneren Kräfte zu entdecken und zu entfalten. Nur aus diesem Grund ist die Krankheit in Ihr Leben getreten. Um diesen Prozess zu einem guten Ende zu führen, bietet das Konzept der Salutogenese viele wertvolle Hinweise.

6

Das Heilungsfeld

Die *unmittelbare* Deutung der Auswirkungen einer Krankheitsaufstellung wurde am Anfang bereits im Zusammenhang mit Sheldrakes Theorie der „Morphogenetischen Felder" durchgeführt. Fasst man seinen Ansatz etwas weiter, gewinnt der Feld-Gedanke eine noch umfassendere Dimension, etwa in jener Richtung, die der Physiker Hans-Peter Dürr aufzeigt: „Wir reduzieren das LEBEN auf einen dreidimensionalen Raum, in dem wir Dinge mit der Hand berühren können, in dem wir auf ein Knöpfchen drücken können – und bestimmte vorhersagbare Dinge geschehen. In diesem System bin ich selbst abgetrennt vom Ganzen. Alles ist Materie und nur Materie. Alles ist isoliert, ist eine Welt für sich allein. Doch das ist ein Irrtum! Wir beginnen langsam zu begreifen, dass es zwischen dieser „Materie" eine Wechselwirkung gibt. Es gibt eine energetische Verbindung zwischen A und B; und allmählich beginnen die Menschen zu erahnen, dass die Vorstellung von der Getrenntheit, von der Unabhängigkeit möglicherweise nicht richtig ist. Das Leben ist ein ungeheuer komplexes Zusammenspiel von scheinbar getrennten Dingen. Alles ist mit allem verbunden; und es ist kaum vorstellbar, dass überhaupt die Idee eines Getrenntseins entstehen konnte.“[13]

Dürrs Ausführungen stehen beispielhaft für die Avantgarde der modernen Naturwissenschaft. In der Biologie, vor allem aber in der Quantenphysik, setzt sich die Idee der „Einheit des Lebens“ immer mehr durch. Alles ist mit allem verbunden, und der berühmte Schmetterling löst durch das Schlagen seiner Flügel in China den Tornado in Texas aus. Auch Mensch und Natur sind innig verwoben, auch wenn dies im Alltagsbewusstsein nur in wenigen Menschen verankert ist. Unbewusst strebt alles Leben nach der GROSSEN EINHEIT.

Die vordergründige Anwendung des Kausalitätsprinzips greift meist zu kurz, um Zusammenhänge zu erklären. Es ist nicht als solches falsch; es muss nur mehrdimensional gedacht werden! Wollte man die Wirkung einer Familienaufstellung als simple kausale Wirkkette interpretieren, dann geriete man in Schwierigkeiten zu

13 Hans-Peter Dürr, Es gibt keine Materie, Amerang 2012, S.37

erklären, wie das Vergeben einer Schuld eine Reaktion bei einer Person auslösen kann, die 8000 Kilometer entfernt lebt und von dem Vergebungsgeschehen als solchem nicht die geringste Kenntnis besitzt. Gehen wir aber davon aus, dass es seelische Verbindungsfäden gibt, die auf einer feinstofflichen Ebene wirken (nichtlokal!), dann ergibt sich ein ganz anderer, viel tieferer Sinn.

Aber auch in einer konkreteren Situation, wenn etwa in einer Partnerschaft einer der beiden an Krebs erkrankt, kann sich ein gemeinsames Feld entfalten, in dem in der gemeinsamen Annahme des Prozesses ein Austausch von Heilungsenergie erfolgen kann. Dann wird das biblische „einer trage des anderen Last" plötzlich sehr sichtbar. Ich habe etliche Fälle in meiner Praxis betreuen dürfen, in denen sich beispielsweise das Vertrauen in eine Heilung von einer Person auf die andere übertragen hat. Es findet in solchen Fällen tatsächlich eine spürbare Kraftübertragung statt. Es verwundert nicht, dass in solchen Fälle eine Beziehung auch auf der zwischenmenschlichen Ebene eine deutliche Verbesserung erfährt.

Es gibt inzwischen eine Reihe von Medizinern und Therapeuten, die den Gedanken eines „Universellen Heilungsfeldes" in ihre Arbeit einbeziehen. So nennt der Arzt

Klaus-Dieter Platsch dieses Feld ein „grenzenloses Meer der Möglichkeiten“: „Heilung geschieht im Heilenden Feld – in einem grenzenlosen Meer der Möglichkeiten. ... Sie sind eins mit allem im ganzen Universum. In einer Dimension jenseits aller sinnlichen Erfahrungsmöglichkeiten. Das Heilende Feld ist kein Raum, denn es hat keinen Ort. Die Kraft, die letztendlich im Heilenden Feld wirkt – im Formlosen wie in Form und Gestalt – können wir weder begreifen noch beschreiben. ... Sich dem Heilenden Feld zu öffnen bedeutet gleichsam, das Herz zu öffnen.“[14] Dieses heilende Feld dürfte eine entscheidende Rolle bei Krankheitsaufstellungen spielen. Es wirkt sowohl auf den Einzelnen als auch, in der bereits beschriebenen Weise, auf ein Familienfeld oder die Ahnenkette. Wenn, wie die Quantenphysik lehrt, alles mit allem verbunden ist und alles auf alles einwirkt, dann kann über das Heilungsfeld eine segensreiche Heilkraft in das gesamte Umfeld dessen eingebracht werden, der sich – stellvertretend – mit diesem heilenden Feld verbindet.

Das Heilungsfeld verknüpft nicht nur mit einer Kraft, die heilsame Energien auf den Einzelnen ausstrahlt, sondern sie verbindet auch mit der Urquelle der FREIHEIT. Wer sich mit dieser höheren Ordnung des Lebens vereint, löst sich nahezu unmittelbar von familiären Bindungen, von unheilvollen Traditionen, von Gesundheitsvorschriften,

14 Klaus-Dieter Platsch, Das heilende Feld, Frankfurt 2009, S. 213 ff.

von Ernährungsdogmen oder von Medikamentenabhängigkeiten. Der wahrhaft HEILE Mensch ist auch frei und im tiefsten Sinne wieder ganz.[15]

Diese Ganzheit umschließt auf natürliche Weise die Verbindung von Körper, Seele und Geist. Wenn diese drei Ebenen des menschlichen Seins harmonisch zusammenschwingen, erzeugen sie etwas, was man im therapeutischen Sprachgebrauch als „Gesundheitsfeld" bezeichnet. Die innere Harmonie, welche solche „gesunden" Menschen ausstrahlen, ist geradezu physisch spürbar. Es dürfte jedem in seinem Umfeld der eine oder andere Mensch bekannt sein, in dessen Gegenwart man sich ausgesprochen wohl fühlt. Das Gegenteil ist natürlich ebenfalls wahr. Die Heilerin Manuela Oetinger schildert diese seelische Dimension und ihre Bedeutung detailliert in ihrem Buch „Die Seele – Deine ewige Heimat".[16] Darin wird einmal mehr deutlich, dass jede ganzheitliche Therapieform, wie etwa das Krankheitsaufstellen, nur unter Einbeziehung der seelischen Dimension des Menschen verstanden werden kann. Unter einem rein materialistischen Blickwinkel wird dieser Ansatz natürlich als reiner Unfug abgetan; doch diese Fraktion kämpft einen verzweifelten Abwehrkampf, den sie nie gewinnen kann.

---

15 Vgl. dazu: Katarina & Peter Michel, Das Universelle Heilungsfeld, Grafing 2016, S.113 ff.

16 Manuela Oetinger, Die Seele – Deine ewige Heimat, Grafing 2019

Der erste Schritt auf das universelle Heilungsfeld zu bedeutet daher immer, seine körperlich-seelisch-geistige Dreiheit ins Gleichgewicht zu bringen. Es nützt nichts, sich einen eigenen Fitness-Trainer zu engagieren, täglich zwei Stunden Hatha-Yoga zu praktizieren und einen ausgeklügelten Diät-Plan umzusetzen – wenn man kein liebevolles Herz hat! Umgekehrt kann natürlich das liebevolle Herz seine wundervolle Botschaft nicht kraftvoll in die Welt tragen, wenn es seine körperliche Hülle völlig vernachlässigt. Die alte Weisheit vom „gesunden Geist im gesunden Körper" darf gelegentlich durchaus wieder einmal zitiert werden. Interessanterweise findet sich bei den Krankheitsaufstellungen häufig als ‚Ergebnis' etwas, das mich immer wieder an den berühmten buddhistischen „Weg der Mitte" erinnert. In den Extremen liegt das Problem.

Jeder ist zwar berufen, sich für sein Leben das zu wählen, was ihn innerlich erfüllt; aber er sollte dies immer im Blick auf die anderen tun. Niemand kann alleine gesund werden! Der Weg zur Gesundheit ist immer individuell; doch an seinem Ende steht die große Ganzheit. Da alles auf alles einwirkt, wird es vielleicht vollkommene Gesundheit kaum geben, weil immer noch etwas „Unheiles" zur Harmonie zurückgeführt werden kann.

Das eigene Gesundheitsfeld ist unmittelbar verbunden mit dem universellen Heilungsfeld. Zwischen diesen beiden Feldern besteht eine unsichtbare, aber spürbare Kommunikation. Eine Krankheitsaufstellung beziehungsweise die gesamte systemische Arbeit bemüht sich darum, diese Kommunikation deutlicher und wahrnehmbarer zu machen.

Man kann sich das universelle Heilungsfeld bildlich als eine „Quelle des Lebens“ vorstellen, die in vollkommener Harmonie mit den universellen Naturgesetzen fließt. Es ist von keiner religiösen Prägung bestimmt, kann aber über jeden ernsthaften spirituellen Weg erreicht werden. Jeder Arzt, Heiler, Therapeut oder Patient kann dieses Feld berühren, wenn er in seiner inneren Ausrichtung lauter und auf eine höhere Wahrheit eingestimmt ist. Demut, Ehrlichkeit, Liebe und Hingabe sind die Schlüssel, um die Tore in diese Wirklichkeit zu öffnen.

Es ist eine Begegnung zwischen der Liebe im Jetzt und der Liebe in der Ewigkeit. Bei der Heilung ist es in gewisser Hinsicht ähnlich wie bei der Liebe – man kann sie nicht *wollen*. Man kann sie nur im Herzen geschehen lassen. Sie dient allein dem geistigen Wachstum der Menschheit.

Sie können natürlich Ihre eigene Lebensenergie und damit Ihr Gesundheitsfeld durch eine gesunde Ernährung und eine bewusste Lebensführung stärken. Nahrung transportiert Lebensenergie. Daher ist eine bewusste

Auswahl und eine bewusste Aufnahme der Lebensmittel segensreich. Trotzdem gilt noch immer der alte Paulus-Satz: „Nicht was in Euren Mund hineingeht, verunreinigt Euch, sondern was aus ihm herauskommt!“ Wenn Ernährung zum Fanatismus wird, entsteht mehr Schaden als Nutzen.

Wichtiger als die physische ist die seelisch-geistige Ebene. Ich schätze in diesem Zusammenhang die nachstehenden weisen Worte aus dem Talmud:

Achte auf deine Gedanken, denn sie werden zu deinen Worten.
Achte auf deine Worte, denn sie werden zu deinen Handlungen.
Achte auf deine Handlungen, denn sie werden zu deinen Gewohnheiten.
Achte auf deine Gewohnheiten, denn sie werden zu deinem Charakter.
Achte auf deinen Charakter, denn er wird zu deinem Schicksal.

Das Gesundheitsfeld steht in Verbindung mit Dankbarkeit, Einfachheit, Frieden, Demut und Liebe. Wo immer Sie diese Qualitäten finden, ist Heilung nahe.

7

Eine neue Dimension der Heilung

Albert Einstein sagte einmal den bemerkenswerten Satz: „Sobald ihr eure Grenzen akzeptiert, könnt ihr sie überschreiten!“

Diese Aussage könnte gleichsam eine Überschrift über den Prozess des Krankheitsaufstellens sein. Es geht darum, das Geschehen anzunehmen, ohne es entweder zu verleugnen oder ständig dagegen anzukämpfen. Der Kampf dagegen frisst die Lebensenergie auf. Es geht mehr darum, dem Fluss des Lebens zu folgen, als ihn ständig umzuleiten. Wer lernt, eine Situation zu akzeptieren, eröffnet sich durch dieses Loslassen neue Perspektiven auf das Gesamtgeschehen. Ebenso falsch wäre es, sich mit anderen zu vergleichen oder im Vergleichen bestimmte Bewertungen abzugeben. Beides ist kontraproduktiv.

Wir befinden uns in der seltsamen Situation, dass die Menschen zwar immer länger leben, dabei aber keinesfalls eine höhere Lebensqualität erfahren und auch nicht glücklicher werden. Die Verlängerung der reinen Lebensdauer ist kein Wert an sich – dem Leben muss erst mehr Wert hinzugefügt werden! Die technische Entwicklung gaukelt den Menschen vor, es sei alles machbar, solange es bezahlbar ist. Aber alle immateriellen Werte lassen sich nicht mit Geld erwerben: Liebe, Mitgefühl, Treue oder Freundschaft. Und letztlich auch Gesundheit nicht! Wer würde behaupten, sechs Jahre an der Beatmungsmaschine wären sechs Jahre *gewonnenes Leben*. Auch wenn die moderne Medizin die Durchschnittslebenszeit auf 120 oder 150 Jahre verlängern würde, stände an ihrem Ende: Die Angst vor dem Tod! Es geht also offensichtlich um einen anderen Blick auf das LEBEN.

In vielen Krankheitsaufstellungen steht das Thema Angst ganz im Vordergrund. Dabei ist es völlig belanglos, ob es um Prüfungsangst in der Schule, um Lampenfieber vor einem Auftritt oder um Angst vor dem Verlust eines geliebten Menschen geht. Es handelt sich immer um eine schwerwiegende Blockade der Lebensenergie und damit der Lebensfreude an sich. Nur wer mit größerer Achtsamkeit an seine Lebensaufgaben herangeht und sich selbst eingebettet in ein größeres Ganzes erkennt, wird zu einer bleibenden Auflösung seiner uralten Ängste finden. Wer sich selbst aus seiner seelisch-geistigen Getrenntheit befreit, erweitert seinen Blick über seine persönlichen Probleme hinaus – und darin liegt ein wichtiger Schlüssel zur Heilung.

Angst, häufig Versagensangst, stellt auch einen der zentralen Bausteine für negativen Stress da (es gibt auch positiven Stress!). Stress wiederum ist einer der Hauptauslöser vieler aktueller Krankheitsbilder. Darunter ist „Burnout" nur eines von vielen. Nicht ohne Grund suchen viele Menschen Hilfe beim Yoga oder in der Meditation. Ein Ausgleich ist im hektischen Alltag des 21. Jahrhunderts absolut unverzichtbar.

Ich sehe in vielen Krankheitsaufstellungen welche Heilkraft freigesetzt wird, wenn die Betreffenden zu innerer Gelassenheit und zu einem neuen seelischen Gleichgewicht finden. Allerdings funktioniert es nicht, wenn Sie sich nur eine „Meditations-App" oder eine „Achtsamkeits-App" auf Ihr Smartphone laden. Nicht vergessen: Lieben und entspannen kann man nur analog! Das Geheimnis von Meditation oder Yoga liegt gerade darin, dass Sie für eine bestimmte Zeit alle digitalen Geräte aus Ihrem Umfeld entfernen. Darum rate ich – in bestimmten Momenten einer Aufstellung – immer dazu, sich einen „heiligen inneren (und äußeren) Raum" zu schaffen. Eine alte jüdische Weisheit sagt: „Ein Mensch, dem nicht an jedem Tag eine Stunde gehört, ist kein

Mensch mehr!“ Und sagen Sie jetzt bitte nicht: „In meinem Alltag geht das wirklich nicht!“ Glauben Sie mir: Es geht immer! Wenn Sie sich diese Zeit schon in Ihrem Leben eingeräumt hätten, wären Sie gar nicht zu mir in die Praxis gekommen!

Ein weiterer wichtiger Baustein im Heilungsprozess ist die Dankbarkeit. Ich habe es schon häufig erlebt, dass Menschen, die erkennen, wie viel Grund es gibt, um für das eigene Leben dankbar zu sein, sehr schnell ihre Krankheitsproblematik hinter sich lassen. Der höhere Wert überwindet mühelos den geringeren! Dankbarkeit erwacht oft ganz schnell, einfach durch einen Wechsel des Blickwinkels auf das eigene Schicksal.

Erfreulicherweise ist in den letzten Jahren ein überraschender Trend „zurück zur Natur“ aufgekommen. Begonnen hat er mit den „Wald-Bestsellern“ von Förster Wohlleben. Plötzlich war der Baum respektive der Wald in aller Munde. Man ging „Eiche lehnen“ oder „Waldbaden“ und nahm therapeutische „Waldöle“. Die Menschen begannen, wieder die Heilkraft der Natur zu entdecken. Eine fast erwartbare gegenläufige Bewegung zur mit ungeheurer Geschwindigkeit voranschreitenden Digitalisierung. Letztere soll hier nicht dämonisiert werden; aber sie hat viel dazu beigetragen, die Schönheiten der Natur zu übersehen. Ich bin einmal von Rosenheim nach Verona mit dem Zug gefahren – mitten durch das wunderschöne Südtirol. Mit mir stiegen zwei australische Rucksack-Touristen ein, was mir auf Anhieb sympathisch war. Zu meiner großen Verwunderung jedoch öffneten die beiden gleich nach Abfahrt ihre Computer und sprachen bis zur Ankunft über das Italien, das sie sehen wollten. Leider bekamen sie von diesem wunderschönen Teil Italiens, der gerade gemächlich an ihnen vorbeizog, nichts mit, weil ihre Aufmerksamkeit ausschließlich ihren Bildschirmen galt. Diese Entwicklung ist für den Menschen schädlich! Sie steht symptomatisch für ein „Leben aus zweiter Hand". Was viele Klientinnen und Klienten nach einer Aufstellung erleben, ist gerade das Gegenteil: Sie wollen wieder jeden Moment ihres Daseins bewusst erleben.

Die Schweizer Heilerin Renée Bonanomi hat in ihrer wunderbaren Heilungsarbeit immer wieder die entscheidende Rolle des Bewusstseins beim Heilen betont: „Wer bewusst ist, ist nicht krank!" Diese radikale Behauptung enthält ein befreiendes Element. Sie gibt dem Einzelnen die Verantwortung für sein Leben vollumfänglich zurück. Jeder kann sein eigenes Leben – manchmal mithilfe einer Krankheitsaufstellung – in seine völlige Eigenverantwortung überführen. Nicht der Vater, der Onkel, die Großmutter oder die Kirche ist schuld an den persönlichen Problemen. Jeder hält die Verantwortung für sein Leben – und damit auch für seine Gesundheit – in seinen eigenen Händen. Indem der Einzelne sich von seinen übernommenen Mustern und Rollen, seinen ungesunden Erwartungen und seinen schädlichen Bindungen befreit, eröffnet er sich alle Möglichkeiten, um achtsam und liebevoll mit dem eigenen Leben umzugehen. Allerdings übernimmt jeder damit auch die volle Verantwortung für seine eigene Gesundheit. Freiheit gibt es nicht zum Null-Tarif!

Sobald der Mensch erkennt, dass in letzter Konsequenz kein Arzt, Heiler oder Therapeut ihn heilt, sondern die in ihm erwachende Lebenskraft, führt er sein Leben aus einem neuen Bewusstsein heraus. Alle von außen kommenden Impulse – natürlich auch jene aus einer Krankheitsaufstellung – erwecken nur die im Innersten schlummernde eigene Heilkraft. Man darf dankbar alle Hilfen und jedes Mittel annehmen, sollte allerdings nicht vergessen, die eigene Arbeit hin zur wahren Heilung zu leisten. Vielleicht sollte man hier noch einmal deutlich aussprechen: Wahre Gesundheit ist etwas anderes als Symptomfreiheit. Natürlich kann man eine rote oder grüne Pille einwerfen, um sich für einige Stunden „high" zu fühlen. Doch jeder halbwegs nachdenkliche Mensch weiß doch heute, dass nach dem „High" ein noch viel tieferes „Low" kommt. Es ist ein seltsames Paradox, dass man sich im „High" manchmal ausgedehnt und größer empfindet, in Wahrheit aber abgetrennter und kleiner geworden ist. Nur in der *Wirk*lichkeit – die Hans-Peter Dürr strikt von der Realität unterschied – spielt sich das Leben ab. Was damit zusammenhängt, wie Dürr immer wieder betont, weil etwas *wirkt* und weil es wahrhaftig *Wirkende* gibt. Das Leben findet nur im LEBEN statt – und nicht zwischendurch. Niemand hat es besser auf den Punkt gebracht, um was es im Leben wirklich geht, als der XIV. Dalai Lama:

„Die Welt braucht nicht noch mehr erfolgreiche Leute. Die Welt sucht verzweifelt mehr Friedensstifter, Heiler, Wiederhersteller, Geschichtenerzähler und Liebende aller Art.“

Informationen über Seminare und Ausbildungen sowie Termine für persönliche Beratungen finden Sie unter:

www.katarinamichel.com

K. u. P. Michel
12 Gesetze der Heilung
Die Hintergründe von Gesundheit und Krankheit

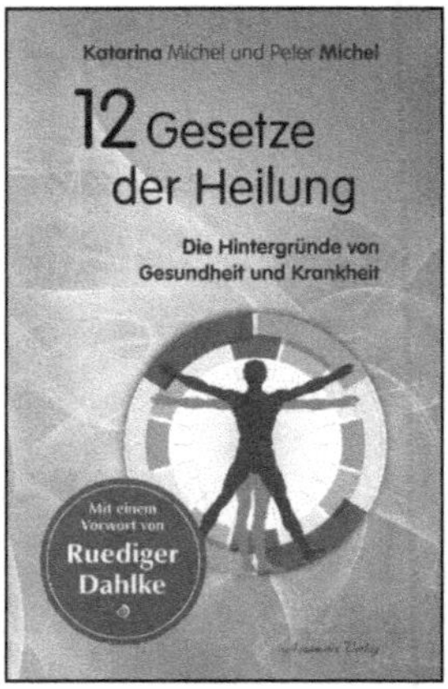

Die „Zwölf Gesetze der Heilung" stellen keinen „How-to-do-Ratgeber" dar, sondern behandeln das Wesen von Gesundheit und Krankheit von ihrem Ursprung her. Wer diese „Zwölf Gesetze" in seinem Leben verwirklicht, wird möglicherweise zu seiner eigenen Überraschung feststellen, dass er keine äußere Behandlung mehr benötigt. Er wird unzweifelhaft erkennen: „Wahre Heilung beginnt im Inneren!"
978-3-89427-560-0, HC, 192 S.

K. u. P. Michel
Das universelle Heilungsfeld
Eine neue Dimension des Heilens

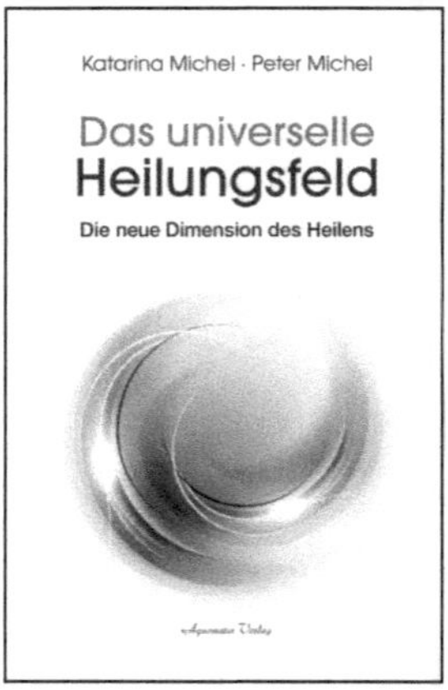

Wer sich ernsthaft mit Krankheit und Heilung auseinandersetzt, der wird zu der Überzeugung gelangen: Heilung geschieht im Bewusstsein! Aufgrund dieser Einsicht muss auch alles Bemühen um nachhaltige Heilung auf der Ebene des Bewusstseins ansetzen. Nur wer das eigene Denken, Fühlen und Wollen verändert, wird auch die Faktoren beeinflussen können, die Krankheiten auslösen.
Heilung bedeutet also in erster Linie innere Veränderung. Es geht nicht darum, Symptome zu bekämpfen, sondern um ein inneres Erwachen. Dafür müssen Ängste überwunden und ein tiefes Vertrauen in die Gesetzmäßigkeiten des Lebens aufgebaut werden.
Wenn die inneren Voraussetzungen erfüllt sind, wird der Mensch Zugang zu einer neuen Dimension erlangen. Einer Dimension, auf der sich ein UNIVERSELLES HEILUNGSFELD befindet. Dieses Feld ist es in letzter Konsequenz, das Heilung schenkt.
Eine neue Dimension des Heilens, die Himmel und Erde miteinander verbindet und zu einem heilsamen inneren Erwachen führt!
978-3-89427-756-7, HC, 192 S.

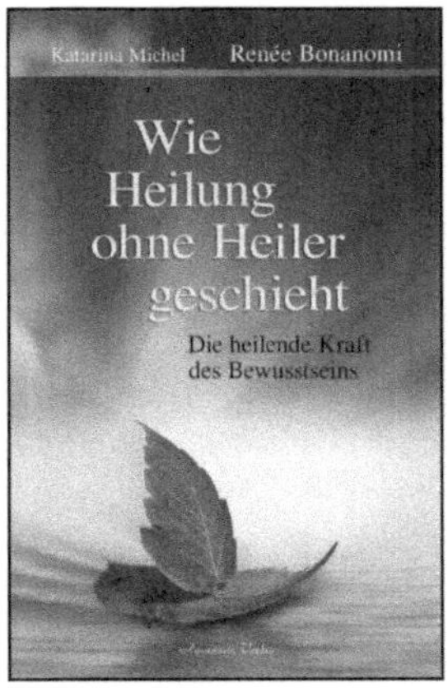

Renée Bonanomi

Hrsg. v. Katarina Michel

Wie Heilung ohne Heiler geschieht

Die heilende Kraft des Bewusstseins
Nicht der Heiler heilt, sondern die Heilung geschieht durch inneres Erwachen! Ein radikales Buch, das mit vielen Illusionen auf dem Feld des Heilens aufräumt und dem Einzelnen wieder seine Eigenverantwortung zurückgibt.
HC, 160 S., 978-3-89427-636-2

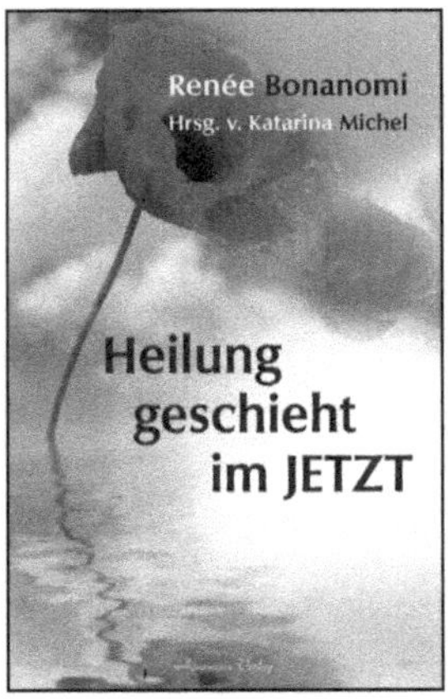

Renée Bonanomi

Hrsg. v. Katarina Michel

Heilung geschieht im Jetzt
Renée Bonanomi zählt zu den Stillen im Lande. Dennoch ist sie im Laufe mehrerer Jahrzehnte zur bedeutendsten geistigen Heilerin der Schweiz geworden, was für ihre außergewöhnlichen Fähigkeiten spricht. Dieses Buch über Geistheilung ist bahnbrechend, weil niemals zuvor mit solch unbestechlicher Klarheit die ewigen GESETZE des Heilens dargelegt wurden.
Kein Heiler darf gegen diese Gesetze verstoßen, andernfalls wird ihm seine Gabe genommen werden.
978-3-89427-594-5, HC, 192 S.

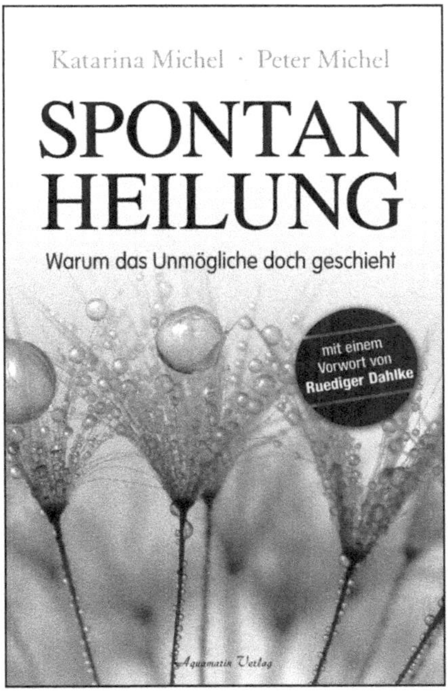

K. u. P. Michel
Spontanheilung
Warum das Unmögliche doch geschieht

Katarina und Peter Michel zeigen in ihrem Mut machenden und Hoffnung schenkenden Buch auf, dass der „Heilungskosmos" offensichtlich weitaus größer und mannigfaltiger ist, als das gegenwärtige orthodoxe medizinische Weltbild annimmt. Es geschehen die ungewöhnlichsten Heilungen auf meist völlig unerwartete Weise. In diesem Buch werden zahlreiche Fallbeispiele dokumentiert. Es scheint auch hinter den kaum fassbaren „Wunderheilungen" eine verborgene Ordnung zu liegen. Ein ermutigendes Werk, das wieder einmal die alte Wahrheit belegt: „Wer nicht an Wunder glaubt, ist kein Realist!"

978-3-89427-673-7, HC, 192 S.